대를 잇는 척추 병원에는
특별한 것이 있다

대를 잇는 척추 병원에는
특별한 것이 있다

펴낸날 초판 1쇄 2014년 8월 25일

지은이 김영수 · 김도형

펴낸이 임호준
이사 홍헌표 이동혁
편집장 김소중
책임 편집 장재순 ㅣ **편집 3팀** 윤혜민 김유경
디자인 왕윤경 김효숙 ㅣ **마케팅** 강진수 김찬완 권소희
경영지원 나은혜 박석호 ㅣ **e-비즈** 표형원 이용직 배은지 고연정

일러스트 영수
인쇄 ㈜자윤프린팅

펴낸곳 ㈜헬스조선 ㅣ **발행처** ㈜헬스조선 ㅣ **출판등록** 제2-4324호 2006년 1월 12일
주소 서울특별시 중구 태평로1가 61 ㅣ **전화** (02) 724-7683 ㅣ **팩스** (02) 722-9339
홈페이지 www.vita-books.co.kr ㅣ **블로그** blog.naver.com/vita_books ㅣ **페이스북** www.facebook.com/vitabooks

ⓒ 김영수 · 김도형, 2014

이 책은 저작권법에 따라 보호를 받는 저작물이므로 무단 전재와 무단 복제를 금지하며,
이 책 내용의 전부 또는 일부를 이용하려면 반드시 저작권자와 ㈜헬스조선의 서면 동의를 받아야 합니다.
책값은 뒤표지에 있습니다. 잘못된 책은 바꾸어 드립니다.

ISBN 979-11-85020-48-8   13510

- 이 도서의 국립중앙도서관 출판예정도서목록(CIP)은 서지정보유통지원시스템 홈페이지(http://seoji.nl.go.kr)와
  국가자료공동목록시스템(http://www.nl.go.kr/kolisnet)에서 이용하실 수 있습니다. (CIP제어번호: CIP2014023858)

- ㈜헬스조선은 독자 여러분의 책에 대한 아이디어와 원고 투고를 기다리고 있습니다.
  책 출간을 원하시는 분은 이메일 vbook@chosun.com으로 간단한 개요와 취지, 연락처 등을 보내주세요.

대를 잇는 척추 병원에는
특별한 것이 있다

김영수·김도형 지음

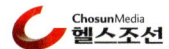

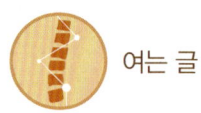 여는 글

통증을 해소하여
건강한 삶의 가치를 전한다

"디스크를 치료해주세요."

"요통 좀 고쳐주세요."

병원을 찾은 대부분의 환자들이 진료실 의자에 앉으면서 하는 첫말이다. 앞뒤 설명 없이 다짜고짜 고쳐달라는 환자의 요구에 우리는 웃으며 이렇게 대답한다.

"저희는 디스크나 요통을 치료하는 게 아니라, 디스크나 요통으로 고통을 받는 '환자'를 치료합니다."

오랫동안 척추질환을 치료해오면서 깨달은 사실 가운데 하나는 '질환 중심'이 아니라 '환자 중심'의 치료를 해야 한다는 것이다. 눈에 보이는 병을 없애겠다는 일념하에 그것에만 집중하면, 가장 중요하게 생각해야 할 환자를 놓칠 수 있다. 무슨 병이든 환자를 중심에 놓고, 그에 맞는 최선의 치료 방법을 찾아나가야 한다.

우리는 대한민국의 척추 건강을 지키는 평생주치의 병원이 되겠다는 신념으로 수많은 척추질환자들을 치료해오고 있다. 사적으로는 아버지와 아들의 관계이지만, 병원 안에서는 같은 길을 가는 의사로서 두터운 신뢰 관계를 형성하며 매 순간 최선을 다해 환자를 돌보고 있다. 척추에 대한 곧은 원칙과 정직함을 바탕으로 지난 2008년에 개원한 이래, 지금까지 통증으로 고통받는 수많은 이들에게 건강한 삶의 가치를 전하기 위해 변화와 성장을 거듭해왔다.

환자 중심의 병원이 되기 위해 우리가 중요하게 여기는 3가지 치료 원칙이 있다.

첫째, 치료법 선택 시 환자의 몸에 미치는 영향을 최우선으로 고려한다. 수술이나 치료가 잘 되어 병의 원인을 제거했는데, 그 후유증으로 또 다른 고통이 유발된다면 성공적인 치료라고 할 수 없다. 그러므로 치료법을 선택할 때에는 환자의 몸이 지닌 본래의 치유력을 가장 적게 훼손하는 방법, 그리고 환자의 삶을 중심에 두고 선택한다. 치료에 있어 수술이 가장 확실한 방법임에도 불구하고 다양한 비수술적 방법들을 먼저 고려하는 것도 이런 이유에서다. 환자 입장에서 가장 좋은 치료가 무엇인지 알고, 그것을 제대로 구현하는 것이 환자 중심 치료의 핵심이다.

둘째, 통증의 원인 치료를 중시한다. 치료 후 통증이 해소되었는데 시간이 지나면서 비슷한 증상이 다시 나타나는 경우가 있다. 발병 원인이 고쳐지지 않았기 때문이다. 증상의 근본 원인을 찾아 고치고 재발하지 않도록 하며, 근본 대책을 세우는 치료를 하고자 한다.

셋째, 환자 개인에게 최적화된 맞춤 치료를 지향한다. 같은 질병이라도 환자에 따라 양상은 다르게 나타나는데, 이처럼 다양한 증상을 똑같은 방법으로 치료해서는 최고의 결과를 기대할 수 없다. 그래서 병의 원인을 찾고 치료하는 과정에서 환자 개개인에 맞는 최선의 방법을 찾아가고 있다.

척추 전문의로서 그동안 다양한 환자들을 치료하면서 보람도 컸지만 그에 못지않게 안타까움을 느낀 적도 많았다. 잘못된 상식과 편견으로 병을 키워 치료 시기를 놓치거나, 잘못된 생활습관으로 척추 건강을 해치거나, 수술에 대한 두려움으로 무조건 치료를 피하기만 하는 사람들을 보면, 안타까움을 넘어 의사로서 척추 건강에 대한 올바른 정보를 전달해야겠다는 책임감과 사명감이 더욱 강하게 들었다. 하지만 진료실에서 만날 수 있는 환자는 제한적이고, 설령 만나더라도 정해진 시간 탓에 하고 싶은 말을 모두 전할 수 없어 늘 아쉽고 답답했다.

이 책은 바로 그런 마음에서 시작되었다. 의사로서 환자들을 치료하는 마음가짐과 원칙, 그리고 왜 그러한 생각을 하게 되었는지 개인적인 경험들을 솔직하게 풀어놓았다. 또한 진료실에서 만날 수는 없지만, 척추질환으로 고생하거나 척추 건강을 위협받으며 사는 많은 분들에게 실질적인 도움이 되기를 바라는 마음으로 현대인에게 자주 발병하는 척추질환과 그 치료 방법에 대해 썼다. 평소 건강한 척추를 위해 어떻게 생활해야 하는지, 척추에 문제가 생겼을 때 어떻게 대처해야 하는지, 증상에 맞는 최신 치료법으로는 무엇이 있는지를 알기 쉽게 설명했다. 어디에서도 볼 수 없는 세계적인 수준의 의료 경험과 노하우가 담긴 이 책을 통해 타 병원과 확실하게 차별되는 '김영수병원'만의 장점을 알 수 있을 것이다.

아무런 통증 없이 건강하게 움직일 수 있는 것만큼 큰 축복은 없다. 건강한 척추는 그러한 활동력을 보장하는 기본 조건이다. 척추질환의 치료는 단지 비정상적인 척추의 문제를 해결하는 데에서 그치지 않고, 환자가 건강한 일상을 살 수 있도록 돕는 일이어야 한다고 믿는다. 질병을 넘어 건강한 삶을 선물하는 것이야말로 의사로서 가장 큰 보람이라고 생각하며, 이 책이 그 일에 작게나마 기여할 수 있기를 기대해본다.

끝으로 이 책이 나오기까지 아낌없는 지원을 해주신 김소중 편집장님과 장재순 과장님께 감사드리고, 많은 수고를 아끼지 않은 김영수병원 기획실, 물리치료실, 홍보실, 영상의학과에 특별한 감사의 말을 전한다.

2014년 8월
김영수 병원장 · 김도형 원장

Contents

여는 글 통증을 해소하여 건강한 삶의 가치를 전한다 4

Part 01
세계적인 척추 전문의로 살아온 30여 년
김영수 병원장의 척추 치료 이야기

척추 치료의 첫발을 내딛다 15
카이모파파인으로 세계적인 명의가 되다 23
최소비용 최대효과의 치료법 29
환자의 고통을 느끼고 깨닫기까지 33
모방을 넘어 창조로 38
연마사가 게으르면 칼이 녹슨다 43
마지막 환자도 처음 환자처럼 대하라 47
의학은 실전을 통해 완성된다 54
의학의 역수출, 그리고 의학의 한류 59
비수술적 통증 치료의 장을 열다 66

Part 02
가업을 이어 의술을 전한다
김도형 원장의 척추 치료 이야기

의사와 환자는 동반자 71
큰 산을 넘으며 성장하다 75
명품은 하루아침에 만들어지지 않는다 81
꾀병도 병이라는 깨달음 87
현상이 아닌 원인을 치료하라 94
의사가 아닌 환자의 눈으로 본 병원 100
의사를 성장시키는 것은 환자다 107

Part 03 100세까지 88하게!
온 가족 건강은 척추에서 비롯된다

우리 몸의 대들보, 척추 115
척추의 S라인에는 비밀이 있다 121
척추질환은 나이 순이 아니다 128
빨간불 켜진 청소년의 척추 건강 131
척추를 지키는 바른 자세 136

Part 04 지피지기면 백전백승
척추질환 바로 알기

정확한 진단이 치료의 시작 151
척추질환, 제대로 알아야 고친다 159
디스크가 제자리를 벗어난 허리디스크 159 | 노화로 인한 퇴행성디스크 162 | 걸으면 통증이 더 심해지는 척추관협착증 163 | 척추의 연결 고리가 끊어진 척추분리증 168 | 척추뼈가 앞으로 밀리는 척추전방전위증 170 | 디스크의 속병, 디스크 내장증 172 | 성장기 청소년에게 나타나는 척추측만증 174 | 꼬부랑 할머니의 허리, 척추후만증 175 | 뼈가 찌그러진 압박골절 177 | 현대인에게 많이 나타나는 목디스크 180 | 목의 신경 통로가 좁아진 목척추관협착증 184

척추질환은 처음 대처가 중요하다 186
척추질환자의 80~90%는 비수술로 치료할 수 있다 191
수술의 적기를 놓치지 말라 196

10년 묵은 통증이 눈 녹듯 사라지는
김영수병원의 척추 치료법

비수술적 치료법 205

가벼운 척추관협착증 치료에 좋은 경막외신경성형술과 풍선확장술 206 | 튀어나온 디스크를 제거하는 경막외내시경레이저시술 208 | 연성 디스크에 효과적인 고주파수핵감압술 209 | 허리디스크에 잘 맞는 고주파내시경시술(PELD) 212 | 치료가 간단한 신경차단술과 핌스(FIMS) 213 | 인대를 강하게 만드는 인대강화주사(Prolo-therapy) 214 | 정밀한 치료가 가능한 초음파 유도하 통증 치료 216 | 노인성 척추압박골절 : 자세 교정 치료 후 경피적 뼈시멘트척추성형술 217

수술적 치료법 220

척추 수술의 골드 스탠다드, 미세현미경수술 221 | 나사못 고정의 단점을 극복한 메모리루프 222 | 신체 손상을 최소화하는 경피적 나사못고정술 225 | 목디스크에 좋은 경추전방추체고정술과 인공디스크치환술 228 | 목척추관협착증 치료에 좋은 경추관확대성형술 232

보존적 치료법 234

근육내자극요법(IMS) 235 | 체외충격파 치료(ESWT) 236 | 고강도레이저 치료(HILT) 236 | 페인스크램블러(통증교란기) 치료 237 | 전기 파장을 이용한 치료 238 | 온열 치료 239 | 초음파 치료 239 | 도수 치료 239 | 견인 치료 240 | 운동 치료 241 | 테이핑 치료 242

치료의 완성은 수술 후 관리 243

Part 06 자세로 바로잡고 운동으로 강화한다
척추 건강 지키는 바른 생활습관

척추가 건강하면 전신이 건강하다 253
반드시 지켜야 할 운동의 원칙 257
전신 근육 강화를 돕는 운동 260
질환을 예방하고 치료를 돕는 운동 265

요통을 예방하는 운동 268 | 허리디스크 치료에 도움이 되는 운동 272 | 척추관협착증 치료에 도움이 되는 운동 274 | 목 통증과 일자목을 막아주는 운동 278 | 사무실에서 하는 간단 스트레칭 282

Part 07 척추질환자도 할 수 있다
허리를 즐겁게 하는 성생활

허리병과 성생활은 공존할 수 없나? 291
요통을 이기고 성생활을 즐겨라 296
알아두면 좋은 다양한 체위들 299
허리병 환자들의 성생활 궁금증 305

부록 무엇이든 물어보세요! 척추질환 Q&A 309

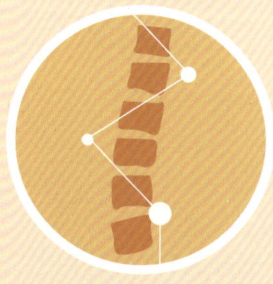

세계적인 척추 전문의로
살아온 30여 년

Part 01

김영수 병원장의 척추 치료 이야기

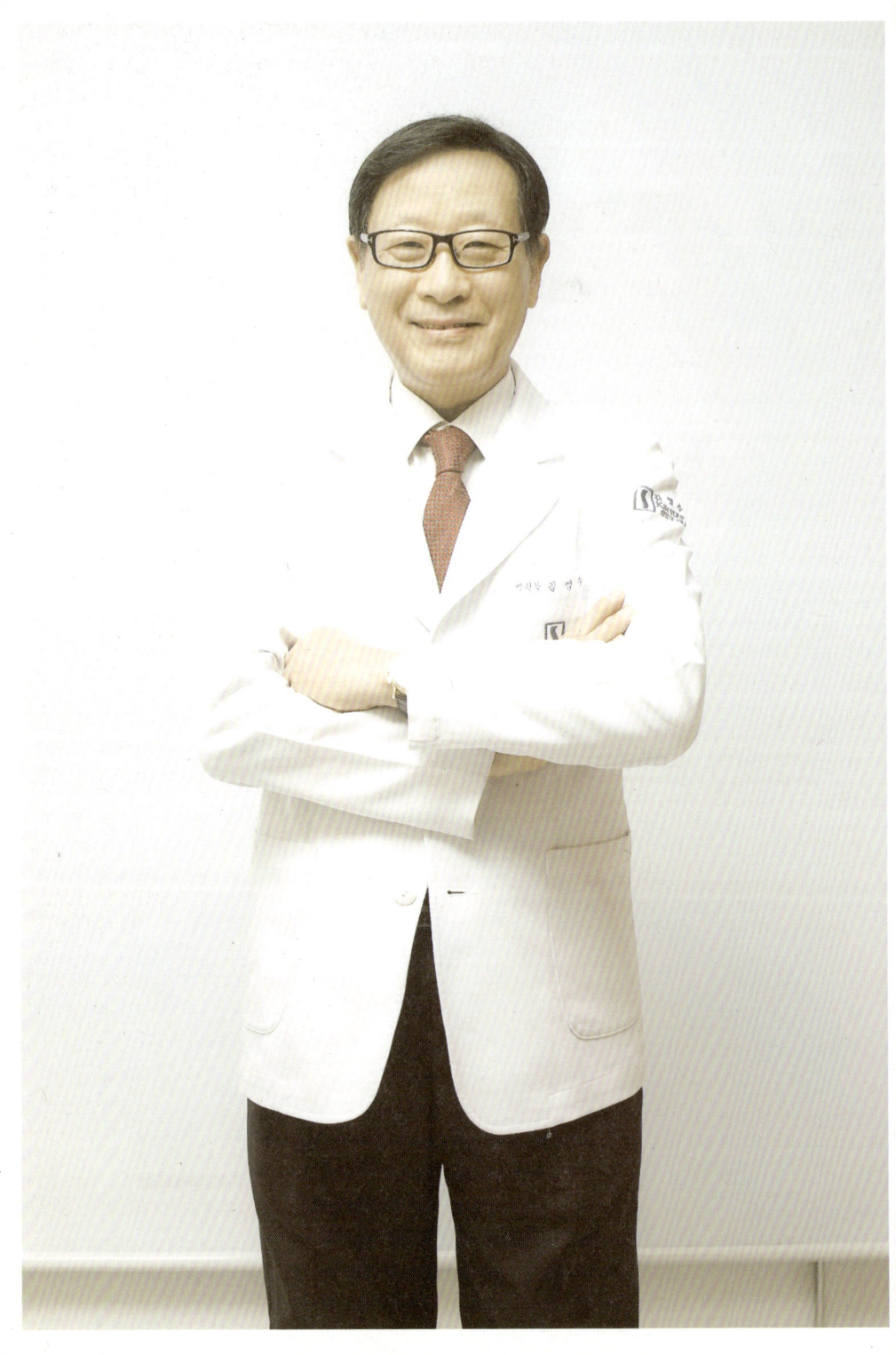

척추 치료의
첫발을 내딛다

처음 만나는 사람들로부터 자주 듣는 질문이 있다.

"어떻게 해서 척추 전문의가 되기로 결심하셨어요?"

"척추 치료의 중요성을 일찍 깨닫게 된 특별한 계기가 있으세요?"

30년 넘게 척추 전문의로 살아왔고, 척추 치료에서 '최초'라는 수식어를 적지 않게 달았던 세월을 생각하면 그들이 이런 질문을 하는 것은 어쩌면 당연한 일인지 모른다. 혹자는 내가 시작부터 확고한 의지와 목표가 있었기에 오랜 세월을 척추 치료에 매달렸고, 좋은 결과를 거두었다고도 생각할 것이다. 하지만 나는 그에 대해 속 시원한 답을 들려줄수가 없다. 의사가 되고 신경외과에 들어온 것은 내가 선택한 것이었지만, 척추 전문의가 된 것은 나의 선택이 아니었기 때문이다.

우연히 걷게 된
척추 전문의의 길

36년 전, 내가 의과 대학을 다니던 시절에는 신경외과를 지망한 대부분의 학생들이 뇌를 본격적으로 공부하여 장래에 뇌 전문의가 되기를 희망했다. 나 역시 마찬가지였다.

각 과에 인원이 많지 않아 신경외과에는 총 4명의 스태프가 있었는데, 그중 나는 가장 어렸다. 눈코 뜰 새 없이 바쁜 하루를 보내던 어느 날, 스승이신 이헌재 교수님이 신경외과의 스태프를 모두 불러놓고 폭탄선언을 하셨다.

"우리 과는 앞으로 자기만의 전문 분야를 정해서 그 분야만 집중적으로 치료하고 연구하도록 하겠다. 말 나온 김에 이 자리에서 각자 자기 분야를 정해보도록 하지."

그러고는 제일 선배부터 차례대로 전문 분야를 정해주셨다.

"자네는 뇌혈관, 자네는 뇌종양…."

이렇게 한 명씩 전문 분야를 정해주셨는데 마지막에 하나 남은 분야가 척추였고, 그것은 막내인 내 차지가 되었다.

"김영수 군은 앞으로 척추를 전담하게."

뇌를 본격적으로 공부하고 싶어서 신경외과에 들어왔는데, 갑자기 척추만 맡으라니 처음에는 실망스럽기도 하고, 서운하기도 했다. 하지만 교수님의 생각이 워낙 확고하여 막내인 나로서는 그대로 따르는 수밖에 없었다.

그때부터 우리는 각자 맡은 분야의 환자만 치료하기 시작했다. 내게 뇌혈관 환자가 오면 뇌혈관 전문인 선배에게 보내고, 다른 선배들에게 척추 환자가 오면 내게 보내는 식이었다.

예전에는 4명이 뇌부터 척추까지 한꺼번에 다 치료했는데 이를 세분화하니, 자기 분야에서 다른 병원의 의사들보다 4배 이상 많은 환자를 진료하게 되었다. 그 때문에 더 많은 공부를 하게 되었음은 물론이다.

여러 척추 환자들을 치료하고 공부하면서 척추 분야야말로 매우 중요하면서도 어렵고, 또 그만큼 위험한 분야라는 사실을 알게 되었다. 그렇기에 다른 어떤 분야보다도 세밀함과 성실함, 이를 바탕으로 한 자신감이 필요한 과목이라는 생각이 들었다.

사실 척추는 인체의 중추기관으로, 자칫 잘못하면 전신의 마비를 불러올 수도 있는 매우 중요한 부위이다. 의식은 또렷한데 팔다리를 움직일 수 없게 된다면? 멀쩡한 정신으로 수술실에 들어가 전신마비가 되었다면? 당사자나 가족은 얼마나 충격이 크고 가슴 아프겠는가. 그 결과를 누가, 어떻게 책임질 수 있겠는가.

때로는 환자의 인생이 내 손끝에 달려 있다는 막중한 책임감, 나의 작은 결정이 한 사람의 인생을 좌우할 수 있다는 부담감이 나를 힘들게 하기도 했다. 하지만 거꾸로 생각하면, 그만큼 의사로서 책임과 보람이 큰 분야이기에 더 큰 자부심이 생기기도 했다.

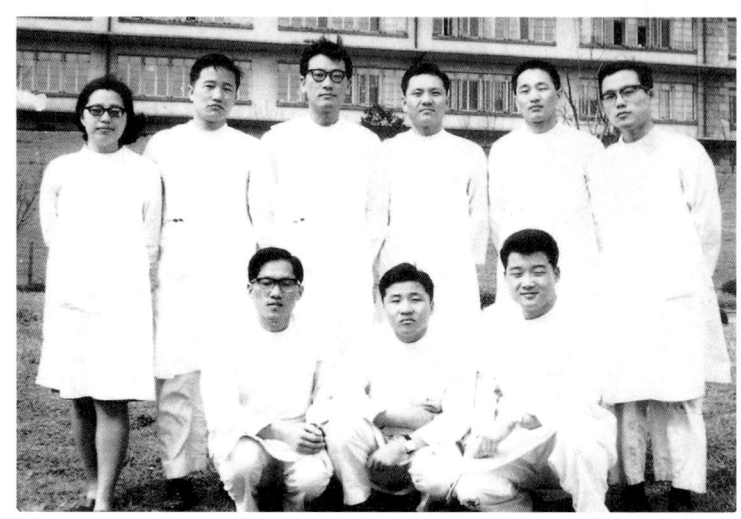

1967년 세브란스병원 인턴 동기들과 함께한 김영수 박사(위의 줄 왼쪽에서 세 번째).
환자의 고통을 외면하지 않는 의사가 되기 위해 누구보다 치열하게 공부하고 노력했다

'대한민국 최고'라는 수식어가 붙기까지

척추는 신경외과에서도 가장 미개척 분야여서 그 당시 국내에는 선행된 연구가 별로 없었다. 전공 분야를 세분화한 이후 밀려드는 척추 질환자들을 치료해야 하는데, 내 옆에는 참고할 만한 연구 자료는 물론 치료법이나 수술 과정을 알려주는 선배도 없었다. 그래서 나를 찾아온 환자와 비슷한 사례를 해외 학회지에서 찾아보고, 그 치료법을 우리 수술실에서 실현할 수 있는지 구체적으로 검토하면서 새로운 치료법을 스스로 배우고 익혀 나갔다. 더 나은 치료법, 더 좋은 수술법을 찾아 정신 없이 해외 척추 국제학회에 참석하고, 그 논문들을 연구했다. 또한 신경외과, 정형외과를 가리지 않고 세계적으로 유명한 척추 의사들을 찾아가 짧게는 일주일, 길게는 3개월을 체류하면서 그들의 치료 경험과 노하우를 배웠다.

나는 그렇게 새로 발표된 논문이나 학회지, 세미나 등을 통해 좋은 치료법을 찾으면 끝까지 파고들어 내 것으로 만들고야 말았다. 그것이 나를 찾아온 환자와 후배들에 대한 의무라고 생각했다.

내 이름 앞에 붙은 '척추 치료 분야에서 대한민국 최초'라는 수식어는 이런 과정에서 하나씩 생겨난 부산물이다. 그처럼 스스로 발전해 나가지 않았다면 여러 상황에서 각기 다른 증상을 가지고 찾아오는 환자들을 결코 제대로 치료하지 못했을 것이다.

척추 수술에서 내가 국내 최초로 시행한 것은 1977년, 국내 학회지에 발표한 '추간반탈출증(허리디스크)에 대한 현미경 수술'이었다. 허리디스크뿐만 아니라, 목디스크와 흉추디스크까지 미세현미경수술(미세현미경 디스크절제술)을 시행한 것이다. 그 당시에는 뇌수술에만 현미경 수술을 이용하고 있었는데, 그것을 응용하여 디스크 수술에 사용하니 수술 부위를 더 정밀하고 세밀하게 볼 수 있어 정확하고 편리했다.

미세현미경수술은 국제적으로는 1977년도에 터키의 신경외과 의사 야사길Yasargil 박사가 허리디스크에 시행해 최초로 국제 학회지에 발표했다. 나는 1976년부터 미세현미경수술을 디스크 치료에 이용하기 시작했고 허리디스크뿐 아니라 목디스크와 흉추디스크에까지 사용했으니, 사실 척추디스크 치료에 관한 미세현미경수술은 내가 세계 최초로 시행한 셈이다. 아쉬운 점이 있다면 이것을 국제 학회지에 발표하지 않아 세계적으로 알려지지 않았다는 사실이다.

디스크 치료법으로서 미세현미경수술은 매우 획기적인 것으로, 예후를 한 단계 더 끌어 올리는 방법이라고 할 수 있다. 실제로 나에게 수술을 받은 환자들의 치료 결과가 육안으로 수술하는 타병원에 비해 월등히 낫자, 입소문이 나서 환자가 점점 많아지게 되었다.

1983년 트럭과 자동차가 충돌하여 승객들이 병원으로 이송되던 중 차가 또다시 전복되어 한 환자가 병원 수술실에 실려 왔다. 사고로 경추1번과 2번이 탈구되어 신경을 압박함으로써 팔다리까지 마비된 위급한 상황이었다. 환자를 살리기 위해서는 특별한 결단이 필요했다. 경추 1, 2번이 탈구된 경우에는 후두부와 목 뒤를 열고 수술을 하는 것이 보통이었으나 위험 부담이 컸다. 그래서 나는 보다 정확하고 안전한 수술을 위해 입을 통해 경추로 들어가는 수술을 하기로 했다. 그렇게 하면 뇌를 다치지 않게 하면서 상위 경추1, 2번을 치료할 수 있기 때문이다. 이것도 미세현미경수술이 있었기에 가능했다.

수술 결과는 매우 성공적이었고, 환자는 1개월 만에 호전되어 무사히 퇴원했다. 이는 '경추 탈구증을 경구(經口) 수술로 성공'시킨 국내 최초의 사례로 남아 있다.

손에 땀이 비정상적으로 많이 나는 다한증이라는 병이 있다. 물이 흐르듯 땀이 줄줄 흘러 악수도 제대로 못하니 생활에 불편한 점이 한두 가지가 아니다. 다한증을 고치는 가장 확실한 방법은 척추 옆의 교감신경을 잘라내는 것이다(생명에 지장이 있거나 통증이 심한 것도 아닌데 몸에 칼을 대는 것이 께름칙하다며 수술을 꺼리는 사람이 많다).

1992년 다한증으로 고생하는 젊은 여성 2명이 비슷한 시기에 연달아 나를 찾아왔다. 한창 일하고 연애할 꽃다운 나이의 처녀들이 다한증으로 고생하는 것을 보니 안쓰러웠지만, 젊은 여성의 몸에 칼을 대는 것도 조심스럽고, 수술로 인한 장기 입원도 어려운 상황인지라 선뜻 수술을 권하지 못했다. 그래서 칼로 절개하지 않고 수술 부위를 최소로 하면서도 똑같은 효과를 볼 수 있는 치료법이 없을까 고심하다 국내에서 처음으로 흉강경(흉추에 넣는 내시경)을 통해 교감신경을 잘라내는 치료법을 시행했다. 다행히 두 여성 모두 수술이 잘되었고, 결과도 성공적이었다.

다한증 수술에도 내시경을 이용한 후, 1998년부터 허리디스크와 목디스크 수술에 내시경 Micro Endoscopic Disectomy, MED을 이용하기 시작했다. 이 역시 국내 최초로 시행해서 성공했다.

의사인 내게 언제나 가장 중요한 것은, 나를 찾아온 환자에게 최선의 치료를 하는 일이다. 신경외과 중에서도 미개척 상태인 척추 분야의 맨 앞에 내가 서 있다는 생각, 그러므로 지금 나의 환자들에게 해줄 가장 좋은 치료법을 스스로 찾지 못하면 누구도 해결해줄 수 없다는 생각, 세상 어딘가에 좋은 치료법이 있는데 나의 나태함으로 그것을 찾지 못해 환자를 고통 속에 내버려 두어서는 안 된다는 생각, 환자에게 맞는 치료법을 찾았는데 그것을 수술실에서 구현하기 어렵다는 이유로 모른 척할 수는 없다는 생각, 바로 이런 생각들이 나를 독하게 공부하게 했고, 끊임없이 앞으로 나아가게 만들었다.

'대한민국 최초' 혹은 '대한민국 최고'라는 수식어보다 이런 생각과 고민 속에서 나 자신과의 싸움에서 지지 않고, 지금까지 잘 버텨왔다는 사실이 정말 기쁘고 감사하다.

카이모파파인으로 세계적인 명의가 되다

　1984년 5월 6일, 이 날은 내 의사 인생에서 결코 잊을 수 없는 날이다. 겉으로 보기에는 여느 때와 다를 바 없었다. 아침 회의를 했고, 회진을 했으며, 수술실에서는 수술 준비가 한창이었다.

　그러나 실제로는 보통 때와는 사뭇 다른 긴장된 공기가 의사들과 간호사들, 또 소식 빠른 환자들 사이에 머물고 있었다. 집도의인 나 또한 긴장 속에서 기대감과 부담감이 오갔다. 척추 전문의가 된 후 하루도 빠지지 않고 수술을 해왔고 1년에 1,000건이 넘는 수술을 했음에도, 나는 물론이고 병원 전체가 그날 유독 긴장했다. 국내 최초로 카이모파파인Chymopapain 주사 치료를 시행하는 날이었기 때문이다.

　그때까지의 디스크 치료는 아픈 부위를 칼로 절개한 다음 튀어나온 디스크를 잘라내는 수술이 전부였다. 그런데 이날 나는 칼 대신 주사 한 번으로 디스크를 치료하는 획기적인 방법을 선보이기로 했다.

사실 디스크 질환으로 고통을 받으면서도 수술에 대한 부담감 때문에 치료를 망설이는 경우를 많이 보아온 터라, 칼로 절개하지 않고 주사 한 번으로 디스크를 치료한다면 더 많은 사람들이 질환의 고통에서 벗어날 수 있으리라고 보았다. 만일 이 치료법이 성공한다면 향후 디스크 치료에 새로운 전기가 마련되고, 한 단계 업그레이드된 치료법으로 환자들을 만날 수 있을 것으로 기대했다.

비수술 치료의 물꼬를 튼 카이모파파인

환자는 26세의 젊은 여성이었고, 허리디스크로 인해 허리와 왼쪽 다리가 당기고 아파 수개월째 고생 중이었다. CT 스캔 상으로는 요추 4번과 5번 사이의 디스크가 말랑말랑한 상태로 왼쪽으로 볼록 튀어나와 있었다.

디스크가 튀어나온 부분에 가느다란 주삿바늘을 찔러놓고, 카이모파파인 주사액 2cc를 천천히 약 5분에 걸쳐 주입했다. 30분간 안정을 시킨 후 병실로 보냈는데 놀라운 일이 벌어졌다.

"저 이제 아프지 않은 것 같아요. 봐요, 걸을 수 있어요."

입원해서 수술실에 들어설 때만 해도 통증이 심해 걷지도, 앉지도 못하던 사람이 30분 만에 통증이 완전히 사라지고 스스로 걸을 수 있게 된 것이다. 이 소문은 병실 환자들에게도 퍼져 병원이 발칵 뒤집혔다. 특히 디스크 환자들에게는 매우 충격적인 소식이었을 것이다.

"중증 디스크 환자가 주사 한 방으로 씻은 듯이 나았대."

"디스크로 앉지도 못하던 사람이 30분 만에 걸을 수 있게 되었다면서?"

"수술 없이 디스크를 치료하는 방법이 나왔대."

먼저 수술하고 입원해 있던 디스크 환자 중에는 "왜 난 아직 누워 있는데 저 아가씨는 걸을 수 있느냐?"면서 항의하는 사람도 있었다. 이 일은 병원만이 아니라 언론에도 알려져 신문사와 방송국에서 취재 경쟁이 벌어졌다.

언론을 통해 수술 없이 주사 한 번으로 디스크를 치료할 수 있다는 사실이 알려지자, 당시 근무하던 영동세브란스병원(현 강남세브란스병원)으로 전국의 디스크 환자들이 몰려들기 시작했다. 나중에는 수술 환자가 밀려 예약하고 1년 넘게 기다리는 일까지 생겼다. 디스크로 고생하는 환자들이 나의 치료를 받고자 너무 많은 시간을 기다리고, 그로 인해 치료의 기회를 잃는 것이 안타까울 정도였다.

'라이만 스미스 학술상' 수상의 영예

'카이모파파인'이란 열대과일 파파야에서 추출한 생약 성분으로, 부작용 없이 단백질을 녹이는 작용을 한다. 우리가 고기를 요리할 때 육질을 부드럽게 하기 위해 배나 키위를 넣는 것처럼 인디언은 고기에 파파야를 넣어 먹는다고 한다. 그런데 파파야의 성분은 배나 키위보다 100배 이상 강하다. 이것을 튀어나온 디스크에 주사하면 단백질 성분인 디스크가 녹아 탈수되어 쪼그라들기 때문에 신경을 압박하지 않게 되니 통증도 자연히 사라진다.

카이모파파인은 미국에서 라이만 스미스Lyman Smith 교수에 의해 디스크 내 주사 치료제로 개발되었으나, 미국보다 먼저 캐나다, 오스트리아, 독일 등지에서 20년간 치료에 성공적으로 사용되다가, 1983년에 미국에서도 FDA(식품의약국)의 정식 승인을 받아 널리 사용되기 시작했다.

카이모파파인이 미국에서 승인되었다는 소식을 듣자마자 나는 카이모파파인 치료를 가장 많이 한 미국 오하이오 의대의 맥칼라McCulloch 교수를 찾아가 시술법을 배웠다. 맥칼라 교수는 20여 년간 캐나다에서 카이모파파인 치료를 한 의사로, 미국에서 승인이 떨어지자 오하이오 의대에서 모셔 간 것이다.

나는 20년에 걸쳐 유럽과 캐나다에서 카이모파파인으로 치료한 다양한 케이스들을 조사하고, 내가 직접 시술한 환자들을 분석, 연구한 끝에 중요한 사실을 발견할 수 있었다. 카이모파파인 주사 치료는 첫째 다리 통증이 허리 통증보다 더 심하고, 둘째 다리를 쭉 펴고 들어 올렸을 때 당겨서 많이 못 올리며, 셋째 CT나 MRI 사진 상 말랑말랑한 디스크가 볼록 튀어나온 경우에 가장 적합하다는 것이다. 즉, 이 세가지 요소가 모두 있는 환자에게 카이모파파인 주사 치료를 시행하면 성공률이 90% 이상이다. 이것을 '김영수의 3대 요소$^{KIM's\ Triad}$'라고 한다.

이 연구 업적을 1994년 5월 영국 애버딘에서 개최된 제7차 국제디스크내치료학회에서 〈10년에 걸친 허리디스크 2700례의 카이모파파인 디스크 내 주사 치료 성적〉으로 발표하여 큰 반응을 모았고, 가장 영예로운 '라이만 스미스 학술상'을 수상했다. 이것을 계기로 나는 허리디스크를 카이모파파인 주사로 치료하는 세계적인 명의가 되었고, 이후 이 학회의 회장까지 되어 2002년에는 국제 학회가 서울에서 개최되기도 했다. 또한 이 논문이 2002년 미국 신경외과 학회지 〈Neurosurgery〉에 게재되어 'KIM's Triad'는 세계적으로 더욱 유명해졌다.

지금에 와서 드는 한 가지 아쉬움은, 이후 아주 드물게 카이모파파인에 대해 쇼크 반응이 나타나는 바람에 카이모파파인 주사 치료가 급격히 줄어들고, 부작용 없는 다른 치료법까지 개발되면서 지금은 카이모파파인의 생산이 중단되었다는 사실이다. 하지만 나는 최근 급격히 증가하고 있는 10, 20대의 디스크 환자에게는 카이모파파인을 대신할 만한 더 좋은 치료법은 없다고 확신한다. 이 약으로 완치될 수 있는 환자가 너무나 많은데, 치료제를 구하지 못해 못 고친다고 생각하면 참으로 안타깝다. 다행히 최근 들어 카이모파파인을 다시 사용하자는 국제적인 움직임이 있어 상황을 지켜보고 있는 중이다.

카이모파파인으로 처음 디스크 환자를 치료한 것은 내게 매우 소중한 경험으로 남아 있다. 지금도 가끔 생각해본다. 만일 그날 그 첫 환자가 완치되지 못했다면 어땠을까? 첫 환자가 실패했다면 더 이상의 시도는 어려웠을 것이다. 어쩌면 우리나라 척추의학계에 비수술 치료의 도입이 몇년은 더 늦추어졌을지도 모른다. 그래서 수술을 받을 수 없는, 혹은 수술이 무서워 치료받지 못한 수많은 척추 환자들이 더 오랫동안 고통에 시달렸을지도 모른다. 이런 생각을 하면 그 환자가 내게 치료를 받으러 와주어서, 그리고 카이모파파인 주사로 금방 완치되어서, 내게 비수술적 치료에 대한 자신감을 주었다는 것에 눈물이 나도록 고맙다.

최소비용 최대효과의 치료법

경제학에서는 '최소비용 최대효과의 법칙'이라는 것이 있다. 적은 비용으로 큰 효과를 낸다는 이 원칙은, 알고 보면 우리 인간사에도 두루 적용된다.

환자를 치료하고 수술할 때 내가 중요하게 생각하는 원칙 가운데 하나가 '최소의 (신체적) 부담으로 최대의 (치료) 효과를' 혹은 '최소의 (신체적) 손상으로 최대의 (치료) 효과를'이다. 모든 의사에게 '환자의 완치'라는 목표가 동일하게 주어져 있다면, 그것을 위해 지불해야 하는 비용, 즉 환자의 신체적 부담과 손상을 가장 적게 하는 것은 매우 중요하다.

이 같은 생각을 하게 된 때는 영국 유학 시절이었다. 척추 전문의가 되고 얼마 지나지 않아 지도교수인 이헌재 교수님은 내게 영국 유학을 권했다. 국내에는 척추 치료에 관한 축적된 연구나 노하우가 거의 없으니 척추 치료의 강국인 영국으로 유학을 다녀오면, 나는 물론이고 국내 척추 치료학계도 한 단계 발전하는 데 도움이 되리라고 판단하신 것이다. 나 역시 척추 치료에 관한 보다 깊이 있는 연구와 다양한 임상 경험의 필요성을 느끼고 있었기에 쉽게 유학을 결심했다.

1980년 영국문화원British Council의 장학금을 받아 영국의 국립척추전문병원인 스톡만데빌병원Stoke Mandeville Hospital 국립척추손상센터로 유학을 가게 되었다. 한국에서는 이미 조교수였지만 영국에서는 배워야 하는 입장이라 방문 연수생 신분으로 있었다.

시작은 그러했지만 하나라도 더 배워서 돌아가야 했기에 병원에서 하는 모든 경험을 놓치지 않으려 애썼고, 매사에 적극적이고 성실하게 임했다. 그런 나를 좋게 보았는지 병원 측에서 수련의 시험에 응시해볼 것을 권했다. 영국 의사들과 4대 1이라는 경쟁을 치러야 했지만 다행히 합격하여, 갑자기 연수생이 아닌 정식 수련의 생활을 하게 되었다.

정식 의사가 되고 보니 어깨 너머로 배우던 때와는 차원이 다르게 많은 것을 배울 수 있었다. 영국 의사들과 똑같이 당직도 서고, 회진도 하고, 수술실에서 실전 경험도 쌓으면서 척추 손상 치료에 관한 중요한 원칙과 노하우, 새로운 기술들을 익혔다.

영국 유학시절 얻은 깨달음

이때 내게 가장 인상 깊었던 치료 과정은 척추골절 환자를 베개 몇 개로 치료하는 모습이었다. 그때까지만 해도 나는 증상이 심한 환자들은 칼로 절개해서 수술하는 것이 최선이라고 생각하고 있었다. 그런데 척추뼈가 부러져 들어온 환자에게 세계 최고의 척추병원 의사들이 가장 먼저 한 일은 폭신폭신한 베개 몇개를 다친 목이나 등, 또는 허리 밑에 댄 다음 자세를 반듯하게 해주는 일이었다. 이것은 뼈를 펴고 어긋난 척추가 제자리를 잡게 함으로써 압박된 척수신경을 풀어주는 것이다. 한마디로 수술하지 않고 자세 교정으로 치료를 하는 방법이다. 약 8주간 이렇게 치료하면 척추골절 부위가 굳고, 신경도 회복된다. 더 놀라운 것은 이렇게 치료받은 환자들의 예후가 아주 좋다는 사실이다.

단지 베개 몇개로 심각한 척추골절 환자를 치료할 수 있다는 것이 나로서는 신기하기만 했다. 병원은 특별한 의료 장비 없이, 환자는 수술에 따른 부담이나 신체적 손상 없이 심각한 척추골절을 치료하는 모습은 내게 치료에 관한 새로운 인식을 심어주기에 충분했다.

노인성 척추압박골절 환자는 우리나라에서도 흔한데, 많은 병원에서 부러져 찌그러진 척추뼈를 펴주는 과정 없이 그대로 뼈시멘트를 넣어 척추뼈를 굳히고 있다. 이렇게 하면 부러진 뼈가 단단해져도 꼬부랑 할머니처럼 허리가 구부러지고 허리에 무리가 가서 통증이 지속될 수밖에 없다. 영국에서 배운 척추골절 치료 과정은 치료가 환자의 몸에 어떤 영향을 주는지, 조금만 더 세심하게 배려하면 얼마나 더 좋은 치료를 할 수 있는지를 깨닫게 해주었다.

환자 치료의 목표는 무엇인가

질환의 증상을 없애는 데에만 집중하다 보면 환자의 신체적 손상에 대해서는 상대적으로 소홀해질 수 있다. 치료를 하다 보면 신체적 손상을 감수할 수밖에 없는 것도 사실이다. 수술을 하면 조직 손상과 출혈이 따르고, 약물을 주입해도 그로 인한 신체적 변화가 따른다.

하지만 그렇게 해서 증상을 없앴는데도 환자의 통증이 사라지지 않거나, 수술로 인한 신체적 손상이 후유증을 유발한다면 치료가 무슨 소용이겠는가. 나는 '치료의 목표'가 다른 무엇보다 환자의 건강한 삶을 돕는 데에 있어야 한다고 믿는다.

내가 비수술 치료법인 카이모파파인 주사법을 들여오고, 칼로 절개하는 수술 대신 내시경 수술을 처음으로 시도하고, 협착증 수술 시 척추에 나사못을 박는 대신 밴드로 묶는 방법을 고민하고, 계속해서 조직 손상과 출혈을 최소화할 수 있는 최신 의료기술을 익히려고 노력하는 것은 모두 의료의 '최소비용 최대효과'를 원하기 때문이다.

환자가 치러야 하는 비용, 즉 신체적 손상을 최소화하기 위한 노력이 치료에서 제1순위 고려 사항이어야 한다는 것이 내 생각이다.

환자의 고통을
느끼고 깨닫기까지

"왼쪽 다리가 시려요."

"어깨랑 팔이 저릿저릿해요."

"허리가 우리해요."

진료실 문을 열고 들어온 환자들이 자신의 증상을 설명하는 말이다.

그런가 하면 "어디가 아프세요?"라는 물음에 고개를 갸웃거리는 사람도 있다.

"어제는 오른쪽 다리만 아팠는데, 오늘은 엉덩이까지 아픈 것 같기도 하고…."

"처음에는 목이 아팠는데 이제는 팔이 더 아파요."

이처럼 아프기는 하지만 어느 부위가 아픈지 정확히 꼬집어 말하기 힘들 때도 있다. 또한 통증은 환자가 말하고 표현하기 전에는 알 수 없는데, 환자의 말은 매우 주관적일 수밖에 없다.

게다가 우리말은 얼마나 다양하고 다채로운가. '시리다', '우리하다('욱신욱신하다'는 뜻의 경상도 사투리)', '뼈근하다', '시큰거린다', '저릿저릿하다', '터질 듯이 아프다', '콕콕 쑤시듯이 아프다' 등 통증에 대한 수많은 표현을 들으면서 나는 우리말의 어휘가 얼마나 풍부한지 늘 감탄한다.

나이가 많은 노인 환자들은 통증을 설명하는 데 주관적이고 애매해서 진료 시 애를 먹을 때가 많다. 환자 경험이 많지 않던 젊은 의사 시절, 연로한 분들이 통증을 설명할 때 '저릿저릿하다', '시리다'는 말을 많이 썼는데, 내 감각으로는 잘 알 수 없는 표현이었다. 환자의 고통을 이해하고 싶었지만 잘 되지 않아 답답하기도 했는데, 답답하기는 환자들도 마찬가지였을 듯하다. 어떻게 설명해야 의사가 내 증상과 통증을 제대로 이해할지 난감했을 것이다.

그런가 하면, 통증을 느끼는 강도와 표현의 정도에도 사람마다 차이가 있다. 100 정도의 통증이 있어도 50만 표현하는 사람이 있는가 하면, 10 정도의 통증에 대해 100을 표현하는 사람도 있다.

이처럼 통증은 환자가 말하지 않으면 알 수 없는 영역이고, 환자의 진술은 매우 주관적일 수밖에 없어서, 나는 좋은 치료를 위해서는 통증에 대해 객관적일 필요가 있겠다고 느꼈다.

국내 최초로 척추 치료에 도입한 '적외선 체열 촬영'

그때 생각한 것이 '적외선 체열 촬영Infrared Thermal Imaging'이었다. 적외선 카메라로 신체를 찍으면 체온이 낮은 부위는 차가운 푸른색으로, 체온이 높은 부위는 뜨거운 붉은색으로 각각 다르게 나타나는데, 이 원리를 통증을 찾아내는 데에 활용한 것이다. 환자가 자신의 통증 정도를 말로 설명하지 않아도 몸을 촬영하면 통증 부위의 온도 차에 따라 천연색으로 체열사진이 나오는데, 이를 통해 의사는 환자의 통증을 눈으로 확인할 수 있다.

적외선은 태양 광선에 있는 열선으로 낮과 밤은 물론이고 자연과 우주 공간 속에 있다. 인간과 동·식물을 비롯해 모든 물체는 그 자체의 온도(열)를 가지고 있기 때문에 적외선 카메라를 이용하면 열을 촬영할 수 있다. 이 카메라는 1950년 한국전쟁 때 야간에 적진을 관찰하기 위해 미군이 세계 최초로 개발하여 사용했으며, 의학적으로는 1960년대 초 유방암 진단을 위해 사용되었다. 물론 지금은 의료 과학이 많이 발달해 유방암 진단에는 더 이상 사용하지 않으나, 통증 분야에서는 통증을 눈으로 볼 수 있는 유일한 생리적 검사이기 때문에 꾸준히 사용되고 있다. 더욱이 1990년도에 미국 도리Dorey 회사에서 디지털 적외선 카메라를 개발했는데, 이를 통해 더 쉽고 간편하게 피부 온도를 0.01℃까지 정확히 구별할 수 있게 되었다.

나는 디지털 적외선 촬영 장치를 국내 처음으로 영동세브란스병원에 도입하여 척추디스크 환자들의 수술 전후를 촬영하고 그 결과를 비교·연구했다. 또한 1991년에 대한체열의학회를 창설하고 초대 회장을 수년간 역임하면서 적외선 체열 검사[DITI]의 연구와 보급에 공헌했다. 국제체열학회에도 수많은 척추디스크 환자들의 수술 전후 적외선 체열 검사 소견을 발표하여, 이 분야에 관한 한 세계 최고의 학자로 인정받았다.

허리디스크가 발생하면 허리에서 다리로 내려가는 신경이 눌려 자극을 받는다. 그리고 다리로 내려가는 혈관이 수축되어 피가 덜 흐르기 때문에 다리에 체온이 떨어지게 된다. 그래서 DITI로 하체를 찍으면 아픈 다리가 차가운 파란색으로 나온다. DITI 사진을 보기 전에는 할머니들이 아픈 다리를 두고 "시리다", 또는 "발이 차가워서 여름에도 버선을 신는다"는 말을 잘 이해하지 못했다. 손으로 만져보아서는 온도 차이를 느낄 수 없었기 때문이다. 하지만 DITI 촬영으로 아픈 다리가 차가운 색깔로 보이자 '시리다'라고 표현하는 것을 이해할 수 있었다. 할머니의 표현은 매우 과학적인 것이었다.

적외선 체열 검사는 특정 부위에 통증이 있는지 없는지, 어떤 신경 줄기를 따라 통증이 있는지, 어느 방향으로 얼마만큼 아픈지를 확실히 알 수 있게 해주었다. 환자가 정확히 말하지 못해도 통증을 정확히 알 수 있게 된 것이다.

현재 이 검사는 산업재해 현장이나 분쟁이 있는 사고 현장 등에서 많이 활용되고 있으며, 신경외과나 정형외과, 한의원까지 통증을 다루는 모든 의료 현장에서 통증을 살피기 위한 검사로 유용하게 쓰이고 있다. 주관적인 표현에 의존할 수밖에 없었던 통증을 객관화함으로써 보다 효율적인 치료가 가능해졌고, 환자의 통증을 조금이라도 더 잘 이해할 수 있게 되었다는 점에서 이를 연구하고 보급한 것은 정말 의미 있는 일이었다고 생각한다.

모방을 넘어
창조로

　국내에서는 내가 최초로 시도한 척추 치료가 대부분이었지만, 눈을 국제 의학계로 향하면 배워야 할 것이 천지였다. 지금이야 우리의 의료 수준도 높아져 가르치는 입장이 되었지만, 20~30년 전만 해도 서구 선진국의 의술을 배워 오기 바빴다.

　나는 1년에 7~8회 이상 해외 학회에 참석하고, 다른 나라에서 간행되는 의학 저널이나 논문을 꼬박꼬박 챙겨 보면서 의학계의 최신 흐름을 놓치지 않으려고 애썼다. 그리고 최신 의학 이론과 기술을 누구보다 빨리 파악하고 습득하려고 노력했다.

　일반적으로 의사는 논문을 발표할 때 다른 의사들도 읽고 그대로 따라할 수 있을 정도로 자세하게 연구 내용을 소개한다. 그렇게 소개한 의술의 성공 사례가 많이 보고될수록 연구의 우수성이 입증되기 때문에 자신이 발견한 것을 공유하는 일에 매우 적극적이고 헌신적이다.

그런데 외국 석학들이 발표한 연구를 자세히 들여다보니 이론상으로는 완전해 보여도 임상 경험이 부족한 경우도 있었고, 우리의 현실에 적용하는 데에는 맞지 않는 점들도 있어서 이를 들여오기 위해서는 먼저 보완하는 과정이 필요하다는 것을 깨달았다. 자신의 의학적 경험을 바탕으로 머릿속에서 수십 번, 수백 번씩 시뮬레이션을 해봄으로써 배울 것과 보완할 것을 구별해 사용해야지 다른 사람에게 배운 것을 그대로 따라하는 것만으로는 부족한 것이다.

어떤 아이디어나 기본이 되는 의학 이론은 배울 수 있지만, 그것을 환자에게 직접 적용하는 것까지 배울 수는 없다. 이런 생각으로 수없이 시뮬레이션을 하고 시행한 결과, 임상에 있어서는 창시자보다 내가 더 경험이 많은 때도 있어서 역으로 실전 노하우를 가르쳐주기도 했다.

끊임없이 배우고 도전하다

척추 수술에서 나사못 고정 대신 사용하는 그라프밴드Graf Band도 그런 경우였다. 1991년 프랑스 정형외과 의사인 그라프Graf가 탄력성이 있는 밴드를 개발했다는 소식이 의학 저널을 통해 알려졌는데, 세계 각국의 유명한 의사들은 대부분 이를 무시하거나 반대하는 입장이었다. "척추를 단단하게 고정해야 하는데 움직이는 밴드라니 말도 안 된다"는 것이었다.

그러나 나는 그라프밴드에 관한 논문을 보자마자 '바로 이거야!' 하고 무릎을 쳤다. 그 당시 나는 척추관협착증 치료와 디스크 수술에서 나사못 고정술을 대체할 만한 수술법을 찾기 위해 고심하고 있었는데, 이에 대한 해결점을 찾은 듯했기 때문이다. 나사못 고정술은 수술 후 인접한 마디에 재발률이 매우 높다는 치명적인 단점에도 불구하고 다른 대안이 없어 오랫동안 척추관협착증의 대표적인 수술로 시행되어 왔다. 물론 어떤 경우에는 나사못 고정술을 쓸 수밖에 없고, 최근에는 수술법이 발전하여 인체에 주는 부담도 많이 적어졌지만, 당시에는 나사못 고정술의 단점을 극복할 수 있는 방법이 없을까 많이 고민했다.

나사못 고정술의 재발률이 높은 것은 첫째, 마디마디가 움직일 수 있는 인체의 척추에 쇠못을 박아 움직이지 못하게 하니, 수술한 바로 윗부분에 과도하게 힘이 실려 새롭게 협착이 진행되기 때문이다. 둘째는 조직을 절개하고 나사못을 박는 과정에서 심한 조직 손상과 출혈이 생겨 또 다른 통증이 발생한다.

이에 반해 그라프밴드는 탄력성이 있어 척추를 고정시키면서도 척추의 마디마디가 움직이는 것을 방해하지 않는다. 나는 그라프밴드야말로 나사못의 단점을 해결해주리라고 생각했다.

1993년, 나는 그라프 박사를 우리나라에 초청하여 수술법을 배웠다. 척추불안증 환자를 시범으로 수술했는데, 경과가 좋았을 뿐 아니라 수술 방법도 간단했다. 나는 곧장 그라프밴드를 도입했고, 세계 최초로 디스크 내 융합 케이지를 삽입하고 그라프밴드를 결합하는 수술로 발전시켰다. 협착증은 대부분 디스크 질환을 동반하는 경우가 많은데, 튀어나온 디스크를 긁어낸 빈 공간에 케이지를 끼워 넣고 밴드로 묶어 고정했다.

그라프밴드에 이어 2005년에 도입한 메모리루프$^{Memory\ Loop}$도 인공디스크 삽입술과 함께 사용했는데, 이것도 세계 최초의 시도였다. 메모리루프는 지구상에 존재하는 단 하나의 움직이는 금속인 '니티놀'로 만들어진 스프링 고리인데, 그라프밴드보다 수술법이 더 간단해서 현재 연성 고정술의 대표적인 수술법으로 사용되고 있다.

메모리루프는 구소련에서 사용되던 방법으로, 소련이 개방되면서 비로소 세계 의학계에 알려졌다. 더 좋은 연성 고정 수술법을 찾고 있던 나로서는 너무도 반가운 소식이라 즉시 국내에 도입하여 2005년부터 치료에 적극 사용했다. 소련에서는 메모리루프를 단독으로만 사용했는데, 내가 국내에 들여올 때 디스크 내 융합 케이지 삽입술과 결합해 사용함으로써 훨씬 더 좋은 치료 효과를 보이고 있다.

중요한 것은 이론이 아니라 실전이다

그라프밴드를 개발한 프랑스의 그라프 박사와 메모리루프의 창시자인 러시아의 데비도프 박사는 한국에 와서 우리가 수술하는 것을 보고 모두 깜짝 놀랐다. 자신들이 만든 치료법이 이렇게 응용될지는 몰랐다는 것이다. 이들은 자신이 만든 치료법을 척추관협착증에는 사용할 생각을 못하고 약간의 척추불안정증이나 골절이 있는 경우에 위아래를 묶어주는 정도로만 사용했다. 그런데 그것을 발전시켜 더 많은 사람을 치료하는 데 사용하고 있다는 것을 알고는 무척이나 기뻐했다. 사실 연성 고정인 그라프밴드를 들여올 때 국내에서는 반대와 우려의 목소리가 많았다. 그러나 나는 척추를 움직이지 못하게 하는 경성 고정의 문제점을 해소해주는 연성 고정 치료의 힘을 믿었고, 그것을 여러 사례를 통해 입증해냈다.

현재 그라프밴드는 사용한 지 20년이 넘었고 메모리루프는 2005년에 도입해 10년 가까이 지났다. 초창기에 수술을 받은 환자들이 가끔 병원을 방문해 사진을 찍어보면, 수술 부위가 여전히 깨끗하다. 재발률이 나사못 고정술에 비해 10분의 1 이하로 줄어든 것으로 보인다.

그라프밴드와 메모리루프가 모두 좋은 치료법이지만, 기존의 수술법이 가진 한계를 극복하는 데 이런 방법들을 어떻게 응용할지 고민하고 실전에 적용하기 위한 노력을 기울이지 않았다면 이렇게 널리 쓰이지는 못했을 것이다. 좋은 치료법을 사장시키지 않고 널리 보급하기 위해서는 단순히 모방하는 것으로는 부족하다. 중요한 것은 새로운 기술이나 이론이 아니라, 어떻게 적용하는가이다.

그러기 위해서는 의학계의 새로운 흐름을 놓치지 않는 것도 필요하지만, 나를 찾아오는 환자들에게 더 좋은 치료를 하기 위한 고민과 관심의 끈을 놓지 않고 있어야 한다. 이 두 가지가 만나는 지점에서 '모방을 넘어선 창조'가 나오고, 새로운 치료법이 나온다.

연마사가 게으르면 칼이 녹슨다

지난 30여 년간 겉으로 표현하지는 못했지만, 의사로서의 삶 못지않게 소중히 여기며 살아온 것이 바로 선생으로서의 삶이다. 신경외과에서도 미개척 분야인 척추를 내 전문 분야로 삼으면서, 후학들을 제대로 길러내야 한다는 의무감이 나도 모르는 사이에 강하게 자리 잡았다. 이끌어줄 선배도 별로 없었고 전통이나 노하우도 제대로 전수받지 못한 나이지만, 내 후배들에게는 그런 것들을 해주고 싶었.

가끔은 목적지를 향해 날아가는 철새 무리의 맨 앞에 내가 서 있는 것처럼 느껴질 때가 있었다. 그래서 내가 앞으로 나아가지 못하면 내 뒤의 삼각편대는 방향을 잃고 흩어질지도 모른다는 절박한 심정이 되기도 했다.

어떤 사람들은 내게 이렇게 묻는다.

"어떻게 매번 최초로 치료할 수 있으셨어요?"

"어떻게 그처럼 멈추지 않고 끊임없이 공부하셨어요?"

나로서는 앞으로 나아가는 길밖에 없어서 그렇게 했노라고 대답할 수밖에 없다. 내가 치료법을 모르면 다른 해결 방법이 없기 때문이다. 눈앞의 어려움을 해결해 앞으로 나아가지 못하면 나를 따르는 후학들마저 앞으로 나아가지 못하니 두 손 놓고 있을 수가 없었다.

그렇다 보니 앞으로 돌진하는 것이 나의 스타일처럼 되어 버렸다. 환자들 사이에서는 언제나 미소를 잃지 않는다고 해서 '스마일 박사'라고 불렸지만, 후배와 제자들에게는 늘 무서운 호랑이였고, 앞으로 나가기만 하는 폭주 기관차였다. 물론 나뿐만 아니라 의대 교수 가운데에는 제자들에게 엄격하고 혹독한 사람이 많다. 의학은 작은 실수도 용납해서는 안 되는 학문이기 때문이다. 의사가 칼질 한 번 잘못해서 신경을 끊는다면 그 사람은 전신마비가 올 수도 있고, 생명을 잃을 수도 있기에 늘 주의해야 한다. 나는 작은 실수는 물론, 약간의 나태나 소홀함도 용납하지 않았다.

혼내고 야단치는 일은 당하는 사람만이 아니라 그렇게 하는 사람도 힘들다. 그럼에도 불구하고 왜 그렇게 하느냐고 묻는다면, 그건 내가 그들의 '선생'이기 때문이다. 스승은 학생에게 지도와 편달(鞭撻)을 모두 해야 한다. 편달이란 '채찍으로 때린다'는 뜻으로, 학생들이 잘못할 때에는 과감하게 회초리를 들 수도 있어야 한다는 의미이다. 나는 가르치기만 하고 그것을 제대로 익히도록 편달하지 않으면 반쪽짜리 스승이라고 생각한다.

내가 제자들에게 가끔 하는 질문이 있다.

"나는 칼을 연마하는 사람이다. 칼을 갈고 닦으면 누가 빛나는가? 칼을 가는 사람인가, 아니면 칼인가?"

연마사가 열심히 갈고 닦은 칼일수록 빛나는 보검이 되고, 갈지 않고 아무렇게나 쓱쓱 닦아서 처박아둔 칼일수록 녹슬어 쓸모없는 고물이 된다. 연마사가 게으르면 칼이 녹슨다. 나는 빛나는 보검을 만드는 연마사처럼 선생으로서 내게 맡겨진 학생들을 갈고 닦아 최고의 의사로 만들 책임이 있다.

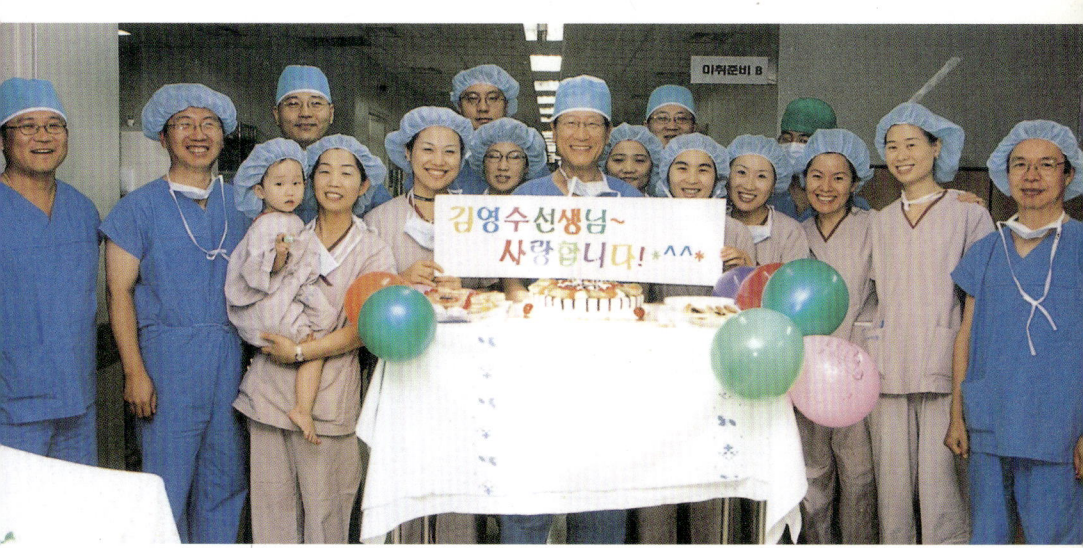

나의 가장 큰 기쁨과 보람, 제자들

나는 내게 맡겨진 학생들을 모두 훌륭한 의사로 키우겠다는 마음으로 교수 생활을 했다. 그리고 이런 나의 마음을 알아주었는지 제자들이 곳곳에서 훌륭히 제 몫을 해내고 있다. 영동세브란스병원에 재직하던 시절, 우리나라에서 최초로 척추센터를 만들고, 그곳이 국내 최고의 척추센터로 자리 잡도록 키울 수 있었던 것은 어디까지나 나의 가르침을 믿고 따라준 제자와 후배들 덕분이다.

2006년 〈조선일보〉에서 각 분야의 명의(名醫)를 선정한 적이 있는데, 척추 분야에서 선정된 13명의 명의 중 7명이 나의 직계 제자였다. 그동안 나 자신에 관한 기사도 있었고, 병원에 관한 기사도 많았지만, 명의에 선정된 내 제자들의 기사야말로 나에게 가장 큰 기쁨과 보람을 느끼게 해주었다. 내가 가르친 제자들이 각기 다른 대학, 다른 병원에 가서도 능력을 발휘하고, 지금도 우리 척추의학계에 중요한 역할을 하고 있다는 것이 정말 자랑스럽다.

마지막 환자도
처음 환자처럼 대하라

"어디가 아파서 오셨어요?"

"음…. 조금 전까지 아파서 힘들었는데, 지금은 잘 모르겠네요. 아픈 것 같기도 하고, 괜찮은 것 같기도 하고…."

"그래요? 원래 어디가 아프셨는데요?"

"허리가 아프고 다리가 당겨서 병원에 오기도 힘들었는데, 진료를 기다리면서 좀 나아진 것 같다가, 박사님 얼굴 보고 나면서부터는 더 많이 좋아진 것 같아요."

"지금은 어떠세요?"

"이렇게 걸어도 아무렇지 않고, 앉아 있어도 안 아프네요. 다 나은 것 같아요. 아, 이게 어찌된 일인지…."

환자는 무엇에인가 홀린 듯한 표정으로 진료실 의자에 앉아 있었다. 이 환자의 경우 죽을 듯이 아파서 병원에 왔는데, 일단 병원에 오니 치료도 받기 전에 괜찮아졌다는 것이다. 이런 경우는 어찌된 일일까?

사실 자주 있는 일은 아니지만, 그렇다고 아주 드문 일도 아니다. 너무나 아파서 병원에 왔는데 의사의 진료실 문을 열고 들어선 순간, 혹은 진찰을 받기 위해 의사의 얼굴을 본 순간 통증이 사라져 버린다. 환자 자신도 왜 이런 일이 일어났는지 몰라 어리둥절해한다.

의사인 나도 처음에는 왜 이런 일이 생기는지 궁금했고, 환자가 착각을 한 것은 아닌지 의심을 하기도 했다. 그런데 이런 일이 자주 생기게 되면서 곰곰이 생각해보니, 여기에는 몇 가지 공통점이 있었다. 일단 나의 얼굴만 보고도 통증이 사라졌다고 말하는 환자들은 대부분 50대 이상의 디스크와 척추관협착증 환자들이었다. 그리고 이들과 대화를 통해 추측한 몇 가지 사실은 이렇다. 병원을 오기 전에 여러 가지 통로(주로 내게 치료받은 적이 있는 환자들의 경험담)로 나의 치료가 매우 믿을 만하다는 이야기를 들었고, 그 결과 나에게 치료받기를 간절히 염원했으며, 더 나아가 원하는 치료를 받기만 하면 병이 씻은 듯이 나을 수 있으리라는 기대와 믿음을 가지고 병원을 찾아왔다는 점이다. 실제로 그들은 이렇게 말한다.

"선생님에게 내 병을 맡기면 다 나을 것이라고 믿었어요. 그런데 너무 멀어서 못 오다가 이번에 어렵게 병원에 오니까 너무 마음이 놓이는 거예요."

"선생님만 만나면 왠지 다 나아서 돌아갈 수 있을 것 같았어요. 그러다 선생님 얼굴을 보니까 이제 살았다 싶죠."

간절히 바라고 원한 무언가가 실현된 순간, 이미 치료의 절반이 이루어진 것이다. 치료 경험에 대한 정보가 기대로, 그리고 그 기대가 믿음으로 변한 것을 알 수 있다.

이런 일들을 겪으면서 나는 의사와 환자 사이에 믿음이 얼마나 중요한지 온몸으로 체득할 수 있었다. 환자가 의사를 믿지 않는다면 이런 일은 생길 수 없다.

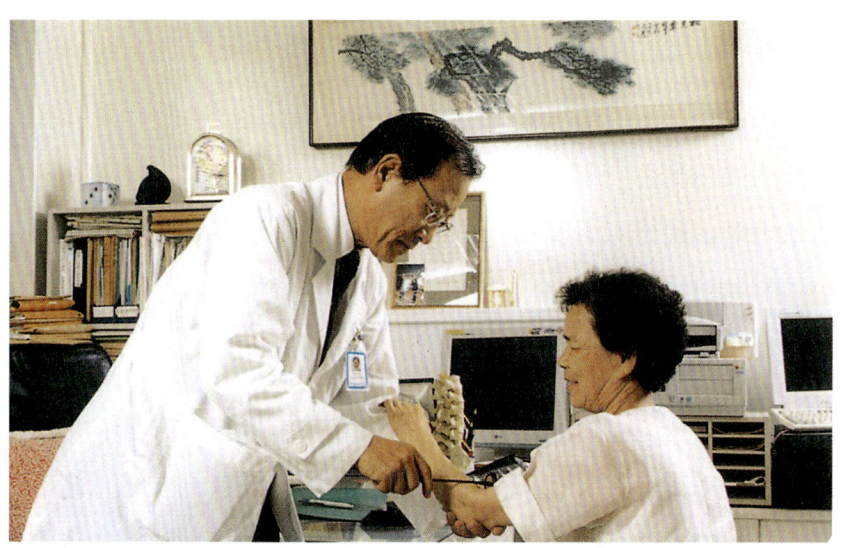

나에게 맞는 좋은 치료를 받고 싶다면

가끔 지인이나 기자들로부터 좋은 의사와 의료기관을 선택하는 방법에 대해 질문을 받는다. 나의 대답은 '믿음이 가는 의사한테 가라'는 것이다.

나는 모든 의사는 환자에게 최선의 치료를 하기 위해 노력한다고 믿는다. 그러므로 치료 방법이나 기타의 조건보다도 믿음이 가는 의사, 마음이 끌리는 의사가 있다면 그쪽으로 가는 게 맞다. '연때가 맞아야 일이 잘 풀린다'는 말이 있는데, 사람에 따라서는 미신이나 근거 없는 얘기로 들릴지 모르나 나는 이 말이 맞다고 생각한다. 실제로 의사와 환자가 연때가 맞으면 예후도 좋다. 연때가 맞는다는 것은 나의 믿음과 마음이 간다는 것이고, 의사와 환자 사이에는 그러한 신뢰관계가 무엇보다 중요하기 때문이다. 마찬가지로 아무리 좋은 시설과 여건을 갖추었다 해도 의사에 대한 믿음이 가지 않는다면 좋은 치료 효과를 기대할 수 없다.

의사와 환자뿐 아니라 사람과 사람 사이에는 '파동'이라는 것이 존재한다고 생각한다. 먼 옛날 주술사들이 환자를 치료했던 일이나 무속신앙을 통해 병을 고치는 사람이 여전히 있는 것은, 치유자와 환자 사이에 치유의 에너지라는 강렬한 파동이 존재하기에 가능하지 않을까 추측한다. 부모와 자식 간에도 강력한 파동이 있다. 그래서 멀리 떨어져 있어도 자식이 아프면 엄마는 이상하게 전화가 하고 싶고, 좋은 음식을 보내고 싶고, 이상한 꿈을 꾸기도 한다. 또 어떤 종교를 가졌든 어머니가 자식을 위해 올리는 기도는 다른 무엇보다 큰 힘을 발휘한다.

의사와 환자 사이에도 파동이 존재할 수 있고, 그것을 긍정적인 방향으로 이끌 필요가 있음을 느낀다. 그래서 나를 보는 순간 병이 나았다고 말하는 환자들에게 나는 이렇게 말해준다.

"그 말씀이 맞습니다. 저는 매일 환자들에게 잘 나으시라고 텔레파시를 보내고 있습니다. 제 텔레파시가 통했나 봅니다."

농담이 아니다. 나는 정말로 환자들에게 좋은 기운을 보내기 위해 노력한다. 나의 마음과 환자의 간절한 마음이 통하는 게 치료에서 무엇보다 중요하다. 단, 의사와 환자의 소통에는 중요한 전제 조건이 있다. 의사가 먼저 긍정적이고 자신감이 있어야 한다는 것이다. 의사가 치료에 대한 긍정적인 마음과 자신감이 없다면, 환자에게 절대 좋은 기운을 불어넣을 수가 없다.

치료는 결국 사람의 마음에 의해 좌우된다

그런데 의사도 사람인지라 힘들고 지칠 때가 있다. 나도 대학병원에서 근무할 때 워낙 많은 환자들을 진료하다 보니 지치고 힘들어 건성으로 대한 적이 있다. 그때는 수술 스케줄이 있는 날도 50~60명이 넘는 환자들을 만나야 했다.

하루를 시작하는 아침에는 '오늘도 최선을 다해야지. 환자 한 명 한 명에게 친절하게 대해야지' 하고 마음먹는다. 설명도, 대답도 성의 있게 해준다. 하지만 하루가 끝나갈 무렵에는 진이 다 빠져서 나도 모르게 건성으로 대하거나 심지어는 짜증 섞인 태도로 대할 때가 있어 스스로 깜짝 놀라곤 했다.

한번은 그렇게 힘들고 지친 어느 날, 나도 모르게 피곤한 기색을 드러낸 채로 환자를 진료하고 있는데, 우연히 그 환자가 오늘의 진료를 위해 1년 전부터 예약하고 기다려왔음을 알게 되었다. 그 순간, 뒤통수를 망치로 맞은 듯 멍해졌다. 창피하고 미안해서 쥐구멍에라도 숨고 싶었다. 나를 만나려고 그 긴 시간 기다려온 것을 생각하면, 정말 말도 안 되는 일이었다.

그 일이 있고 나서 내가 만나야 할 환자들을 살펴보니 몇달 전에 예약한 사람도 많았고, 먼 지방이나 해외에서 찾아오는 사람들도 있었다. 그때 알게 되었다. 나에게는 그날의 마지막 환자일지라도, 모든 환자에게는 내가 첫 번째 의사이고, 나를 만나는 그 시간이 몇년을 기다려온 시간일 수 있다는 것을. 의사인 나는 하루에만 수십 번째, 의사가 된 이후로는 수만 번에 걸쳐 디스크의 증상과 치료를 설명하고 있지만, 환자는 태어나서 처음으로 의사에게 자신의 증상에 대해 듣는 중이라는 것을.

의사 입장에서는 이렇게 자세히 설명할 필요가 있나 싶지만, 처음 듣는 환자 입장에서는 궁금하고 답답한 것투성이일 것이다. 아픔을 견디면서 희망을 갖고 찾아온 환자에게 내가 힘들다고 해서 짜증 내고 지친 기색을 보인다면, 그것은 그 환자의 희망을 짓밟는 일과 다름없다.

나는 다짐했다.

'내가 몇 번째로 만나는 환자이든 늘 처음 만나는 마음으로 대하자. 첫 환자를 대할 때처럼 활기차고 희망적인 마음으로 최선을 다해 대하자.'

그날 이후 지금까지 의사로서의 나의 좌우명은 바로 이것이다.

'마지막 환자도 처음 환자처럼 대하라.'

의학은 과학의 영역에 속하지만, 결국 그것을 대하는 사람의 마음에 의해 크게 좌우된다는 것을 간과해서는 안 된다.

환자의 긍정적인 마음과 치유의 의지가 치료에 얼마나 중요한지는 많은 사람이 경험했고, 지금도 경험하고 있다. 그런데 그 환자가 치유 과정에서 가장 많이 교류하고 의지하는 사람이 의사이다. 이것이 의학에서 의사가 갖는 자신감과 긍정적인 태도가 무엇보다 중요한 이유이다.

의학은 실전을 통해 완성된다

　의학은 고도의 지적 능력이 필요한 학문이지만, 지식이나 이론만으로는 완성될 수 없는 특수성이 있다. 다시 말해, 의학은 '경험의 학문'이다. 그래서 의과대학에서 오랫동안 어려운 공부를 하고도 정식으로 의사가 되려면 긴 수련 기간을 거쳐야 한다.

　많은 연습과 훈련을 거쳐도 막상 환자를 진료하려고 보면 각각의 경우들이 다 달라서 앞서의 경험을 그대로 적용하기가 어렵다. 환자마다 체질과 병력, 현재의 조건이 다르고, 치료 여건도 다르기 때문에 매번 새로운 상황에서 다른 결정을 내려야 한다. 교과서에 나와 있는 대로 혹은 학교에서 배운 대로 절대 할 수 없고, 또 그래서도 안 된다.

　의술은 학교를 졸업하고 의료 현장에서 하나하나 배우고 익혀가면서 완성된다. 스스로 연구하고 경험을 축적하면서 실력을 키워가는 것도 방법이지만, 좋은 스승과 선배들에게 직접 배우는 것만큼 확실하고 좋은 공부는 없다. 의술은 실전과 현장에서 배우는 게 많기 때문이다. 그런 의미에서 어떤 현장에서, 어떤 선배 및 동료들과 일하고 있느냐 하는 것은 의사에게 매우 중요하다.

아버지가 아들에게 대물림하는 가족병원을 신뢰하는 것도 이런 장점들과 무관치 않다고 본다. 학교나 교과서는 제각기 다른 케이스에 대해 어떤 치료를 해야 하는지 상세히 가르쳐주지 않는다. 또 대학병원 수련의 시절에는 위중한 환자들의 수술에 참여할 기회는 많아도, 여러 환자들의 다양한 증상에 대해서는 어떻게 대처해야 할지 배울 기회가 드물다. 스스로 익히든 선배에게 배우든 모두 실전을 통해 배워 나가야 한다. 교실에서 완벽하게 다 배워도 수술실에 들어서면 아주 기초적인 것도 흔들릴 수 있다. 수술 칼을 어떻게 잡는지, 상황에 따라 절개는 어느 정도 해야 하는지, 수술을 결정해야 할 때는 언제인지 등 의학적 기술은 모두 현장에서 배울 수밖에 없다. 그래서 실력 있는 선배 밑에서 배운 사람과 그렇지 못한 사람은 실력 차이가 확연하게 난다.

요즘에는 척추질환에 비수술 치료가 중요하다는 공감대가 많이 형성되어 있지만, 수술 경험 없이 비수술 치료만 해본 상태에서는 최선의 치료를 하기 어렵다는 것이 내 생각이다. 수술 경험이 있고 그로 인해 인체의 해부학적인 이해가 충분히 이루어졌을 때, 그리고 여기에 의학적 상상력이 더해질 때 환자에게 꼭 알맞은 치료법을 찾아낼 수 있고, 같은 치료도 더 잘할 수 있다. 수술을 하면 절개를 해서 눈과 손

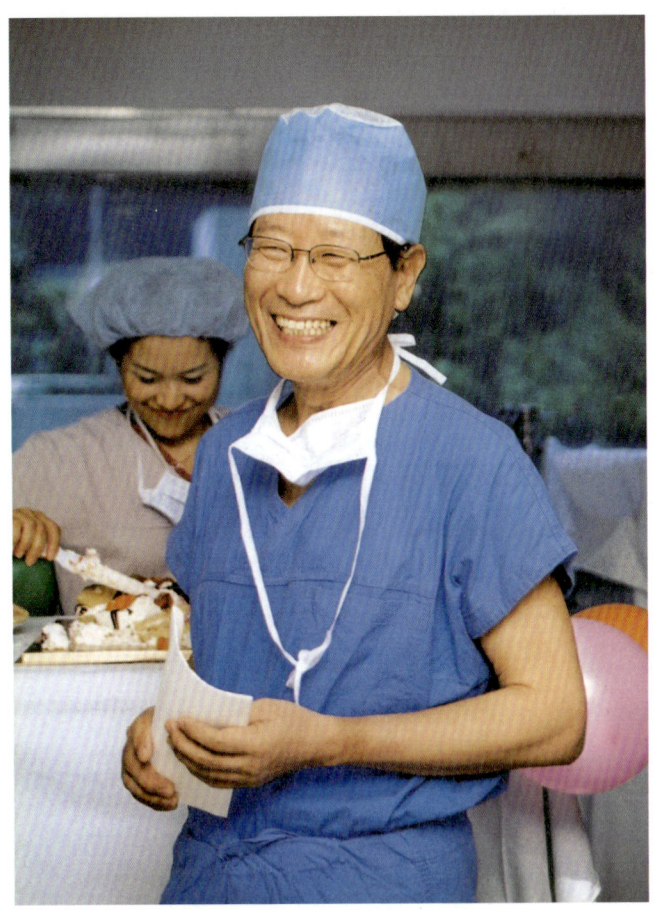

영동세브란스병원 재직 시절, 김영수 박사의 또 다른 별명은
'신의 손'이었다. 그러한 별명은 의사로서의 신념과 남다른 노력,
숨은 열정이 있었기에 가능한 것이었다

으로 직접 신경과 디스크, 뼈의 관계를 이해하게 된다. '협착증이 심하면 이렇게 되는구나', '디스크는 이렇게 튀어나와서 신경을 누르는구나' 하면서 머리로만 알던 것을 직접 확인할 수 있다. 이렇게 입체적으로 사람의 몸을 이해하게 되면 비수술 치료 시 주삿바늘을 찔러 넣거나 약물로 치료할 때 몸속을 환히 보는 것처럼 정확하게 치료할 수 있다. 그렇기 때문에 지금 어떤 치료를 해야 효과적인지 판단이 빠르고, 치료의 적기를 놓치지 않게 된다.

30년간 '수술 일지'를 쓰는 의사

내게는 30년간 써온 '수술 일지'가 있다. 수술을 할 때마다 그 과정과 내용을 상세하게 적은 나만의 기록이다. 일지에는 글만이 아니라 그림을 그리기도 한다. 디스크가 어느 방향으로 튀어나와 있는지, 협착이 어느 정도인지를 그린다. 물론 환자에 관한 기본 자료는 진료부를 찾아보면 나오지만, 진료 경험을 노하우로 만들려면 진료부 자료만 가지고는 부족하다.

예를 들어 진료부에 X-ray나 MRI 촬영 사진이 있지만 실제와 다른 경우가 있다. 사진으로는 괜찮아 보였는데 실제로 절개해보면 디스크가 터져 있을 때도 있고, 사진으로는 매끈해 보이는데 실제로는 너덜너덜해서 신경을 건드리고 있는 경우도 있다. 이처럼 사진보다 기억을 바탕으로 한 그림이 더 정확할 때가 많다.

또 수술 과정과 수술 이후 환자의 관리, 예후에 대해서도 자세히 적는다. 치료가 잘된 것뿐 아니라, 좋지 않은 것도 상세히 기록한다.

'0월 0일 수술했던 OOO 환자, 중앙부에 디스크가 남아 있던 것이 증상을 악화시켜 재수술했다.'

이렇게 확실하게 기록을 남겨두면 똑같은 실수를 두 번 다시 하지 않게 된다. 나는 이런 성공과 실패의 경험을 내 아들인 김도형 원장을 비롯한 우리 병원의 후배 의사들과 공유한다.

젊은 의사들은 수술을 비롯한 진료의 경험이 적기 때문에 선배 의사들의 경험을 통해 배울 수밖에 없다. 나이가 젊어 경험이 많지 않더라도 선배의 노하우와 새로운 의학 기술을 적극 수용하면 환자에게 보다 좋은 치료를 할 가능성이 커진다.

의학의 역수출, 그리고 의학의 한류

"우리 의술(醫術) 첫 수출 감격스러워요"

"선진국 의사들에 의술(醫術) 전수해 뿌듯"

"디스크 수술법 유럽 전수 김영수 교수"

1994년 우리나라 각 일간지에 실린 기사의 제목들이다. 20년 전의 일이니 '한류'라는 말이 나오기 전이고, 당시로서 처음 있는 일이라 다들 뿌듯하면서도 신기해했다.

그때까지 의학은 서양의 것이고 우리는 그들에게 배워야 하는 상황으로만 여겼는데, 외국 중에서도 서양의학의 본고장이라 할 수 있는 유럽 의학계에 의술을 전수했으니 놀랄 만한 일이긴 했다.

'원통형 케이지를 이용한 수술법'으로
세계의 찬사를 받다

신문 기사에서 소개된 수술법은 '원통형 케이지Threaded Fusion Cage, TFC를 이용한 척추뼈 융합술'이었다. 이것은 미국 신경외과 의사인 찰스 레이Charles D. Ray 박사가 개발한 수술법으로 퇴행성디스크와 척추관협착증 치료에 획기적이었다.

국내에서 척추 치료법을 배울 길이 없던 나는 세계의 석학들이 발표한 여러 가지 치료법을 국내에 도입하여 사용하고 있었다. 퇴행성디스크와 척추관협착증 환자를 위한 안전한 치료법으로는 마땅한 것이 없어 고심했는데, 이 치료법을 알게 되어 너무나 기뻤다.

퇴행성디스크와 척추관협착증 환자는 튀어나온 디스크를 긁어내고 나면 그 자리가 비어 척추가 흔들리게 되므로, 보통은 이것을 나사못

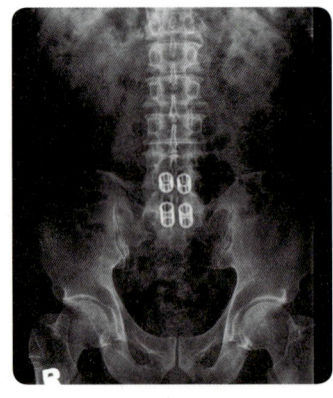 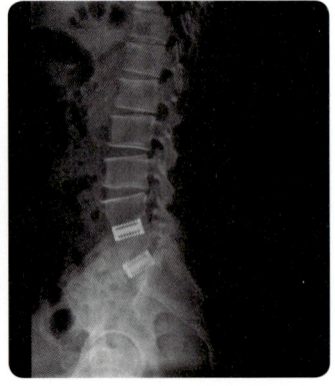

원통형 케이지를 척추에 삽입한 모습. 정면(좌)과 측면(우)

으로 고정했다. 그런데 찰스 레이 박사는 병든 디스크를 제거한 후 그 속에 톱니바퀴처럼 생긴 원통형 케이지를 끼워 고정하도록 했다. 당시로서는 인체의 손상이 가장 적은 수술법이었다.

찰스 레이 박사는 이것을 개발했지만, 정작 임상에서는 제대로 활용하지 못하고 있었다. 반면, 나는 이 치료법을 사용해본 후 효과가 좋아서 여러 차례 이용했다. 그러다 보니 1993년 첫 수술 이후 1년 만에 320명을 시술함으로써 세계 최다 수술 기록을 세우고, 동시에 약 85~90%라는 최고의 성공률을 기록해 세계 의학계의 찬사를 받게 되었다. 또한 이로써 '원통형 케이지를 이용한 수술법'에 있어서는 개발자인 찰스 레이 박사, 독일의 슈나이더Schneider 박사와 함께 세계에서 가장 경험이 많은 의사로 알려졌다.

나의 판단으로는 퇴행성디스크와 협착증에 이만한 수술법은 없었다. 치료 효과가 좋을 뿐 아니라 환자의 몸에 가해지는 부담도 적어서 회복이 빠르고, 수술법도 간단했다. 나는 이런 좋은 치료법을 더 많은 의사들이 알아서, 더 많은 환자들이 그 혜택을 누릴 수 있기를 바랐다. 그래서 찰스 레이 박사가 '원통형 케이지를 이용한 수술법'의 홍보에 동참해줄 것을 요구했을 때 기꺼이 응했다.

나와 찰스 레이 박사는 프랑스 아미엥의 피가르디 종합병원, 독일의 베를린 자유대학 신경외과, 영국의 노팅힐 대학 등에 가서 강연과 시범수술을 보였다. 찰스 레이 박사가 치료법의 원리에 대해 설명하면, 그 다음에 내가 임상적인 면에서 어떻게 적용할 수 있는지에 대해 설명했다. 특히 나는 그 나라의 환자를 직접 수술하면서 강연을 했는데,

수술 현장은 비디오로 촬영되어 강연장에 모인 수백 명의 의사들에게 실시간으로 중계되었다. 수술이 끝난 다음에는 강연장에서 다시 전체적인 과정을 설명하고 질문을 받았다.

참석자들의 학습 열기가 높아 질문 시간에는 즉석 토론이 벌어지기 일쑤였다. 나는 이미 국내에서 다양한 임상 경험을 해본 터라 그날 현장에서 보여주지 못한 상황에 대해 질문이 나와도 얼마든지 만족스런 답변을 해줄 수 있었다.

찰스 레이 박사와 함께한 유럽 3개국 순방 강연으로 유럽에서도 원통형 케이지를 이용한 치료법이 시작되고 많이 알려졌다. 그리고 이 일로 한국의 신경외과에 대한 유럽인들의 인식이 향상되었다. 필리핀, 태국, 일본, 중국 등의 아시아 국가뿐 아니라 미국, 멕시코 등에서도 관심이 높아 해외의 여러 척추학회에 초빙되었다. 그곳에서 특강과 시범수술, 모형수술 등을 해주면서 나는 국제적인 척추의사로 유명해졌다.

한국 의료계의 질적 성장과 수준

이제는 세계 어디를 가도 한국의 드라마와 노래가 나오고 한국의 대중문화를 즐기는 외국인들을 쉽게 만날 수 있지만, 서구 문화를 동경하며 젊은 시절을 보낸 나의 세대에게는 지금의 상황이 여전히 꿈만 같다. 세계 젊은이들이 우리 문화를 즐기는 풍경은 낯설기도 하고, 이런 문화 환경을 일궈낸 우리 젊은이들이 대견스럽기도 하다.

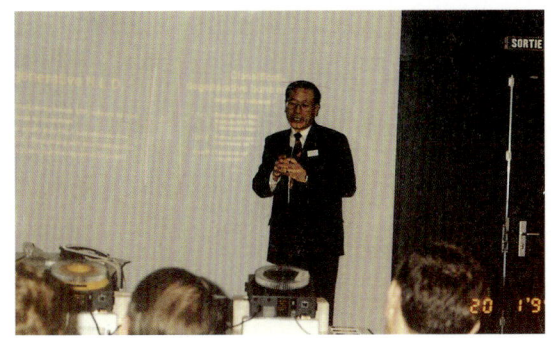

1994년 1월 20일, 프랑스 아미엥에서 TFC 특별 강연을 하는 모습

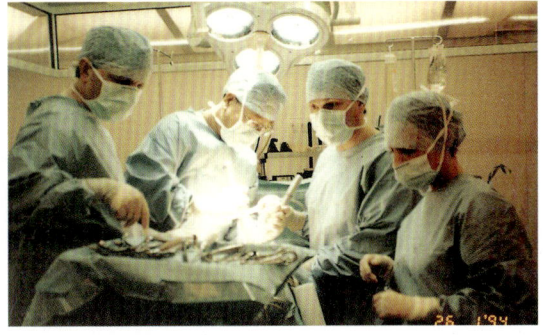

1994년 1월 26일, 프랑스 아미엥에서 TFC 시범수술을 하는 모습

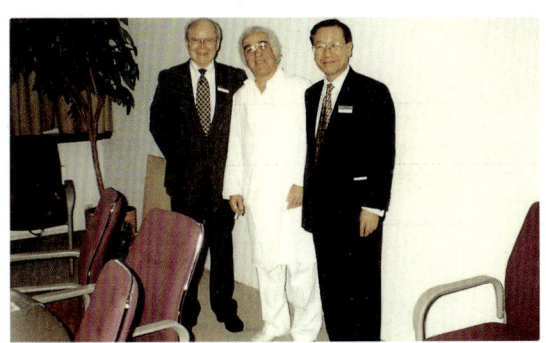

1994년 1월 24일 유럽 TFC 특별 강연 및 시범수술 후 찰스 레이 박사(좌), 독일 베를린자유대학의 마리오 교수(중앙)와 함께

최근에는 대중문화만이 아니라 의학계에도 한류의 새바람이 불고 있다. 20~30년 전만 해도 선진국의 의술을 배워 오기 바빴던 우리가 이제는 세계의 의학 강국들과 어깨를 겨루는 수준을 넘어 의학의 한류까지 일으키고 있다. 우리나라에 서양의학이 들어온 역사가 그리 길지 않은데도 이렇게 발전을 거듭한 것은 정말 놀라운 일이다.

특히 임상의학으로는 세계 최고 수준에 이른 분야가 많다. 각 분야의 많은 의사들이 선진국에 가서 열심히 공부하고, 돌아와서도 부단하게 연구하여 다양한 상황에 맞는 최선의 치료를 했기에 가능해진 일이라고 본다.

의술만이 아니라 의료기기도 많이 발전해서 이 역시 세계 최고 수준에 이르렀다. 수술에 쓰이는 나사못부터 커다란 의료 장비까지 우리나라에서 좋은 기기들이 많이 나오고 있다. 한국 의학계 전체가 양적으로는 물론이고 질적으로도 크게 성장한 것이다.

20년 전 내가 원통형 케이지를 이용한 척추뼈 융합술을 유럽과 아시아에 전수하여 세계의 관심을 받은 이래, 척추 분야도 많은 발전을 거듭했다. 우리 병원만 해도 세계 여러 나라의 의료진이 끊임없이 찾아온다. 병원 경영과 의료 서비스, 다양한 치료법 등을 배우기 위해서인데, 그중에서도 특히 수술법에 관심이 많다.

최근에 가장 많이 배워 가는 수술법은 고주파수핵감압술, 메모리루프, 인공디스크삽입술 등으로, 특히 고주파수핵감압술과 메모리루프는 절개 수술이 환자의 몸에 주는 부담과 문제점을 개선한 새로운 의술로서 많은 나라에서 각광받고 있다. 또한 인공디스크삽입술은 고도의 테크닉이 필요한 수술이라 현장에서 직접 배우기 위해 많이 찾아온다. 이외에 척추관협착증 환자들을 위한 척추관확대성형술에도 관심이 많은데, 이는 최소의 절개로 최대의 효과를 볼 수 있는 수술법이어서 특별한 관심을 끌고 있다.

다른 나라의 의사들이 배우러 올 정도로 한국 의학이 발달했다는 것은 의학계로서도 기분 좋은 일이지만, 우리나라 국민 모두에게도 반가운 일이다. 나와 내 가족이 병이 났을 때 최고의 의료진에게 상담할 수 있고, 또 수준 높은 의술의 혜택을 누릴 수 있다는 것을 방증하기 때문이다.

누군가를 돕고 가르칠 수 있는 입장이 된다는 것은 참으로 귀한 일이다. 우리가 몇십 년 전에 선진국에서 배워 환자를 치료했듯이, 다른 나라의 의사들이 우리에게 배워 더 많은 사람들을 낫게 한다면 그것만으로도 의미가 있다.

이제 우리의 현실은 그들의 미래이다. 아직은 아시아 각국에 비수술 치료법이 많이 알려져 있지 않지만, 지금 우리가 많이 사용하는 비수술 치료법은 멀지 않은 미래에 그 나라에서 실현되는 날이 올 것이다.

비수술적 통증 치료의 장을 열다

신경외과 전문의들은 뇌와 척수, 그리고 팔다리로 내려가는 말초신경의 손상이나 질환을 치료하고 연구하는 의사들이다. 척추 신경통에는 수많은 원인이 있지만, 목에서 등을 지나 허리까지 이어지는 척추와 그 사이사이에 끼어 있는 디스크, 그리고 척추후관절 등에 노화나 병변이 있을 때 주로 발생한다. 예를 들어 '담에 걸렸다'고 말하는 통증의 대부분은 디스크와 척추후관절에서 오는 신경통이다.

이러한 통증은 디스크가 튀어나오거나 척추후관절이 퇴행성으로 비후되어 신경 구멍이 좁아지는 척추관협착증 등으로 척추신경이 눌려 발생한다. 이런 상태가 심할 경우 튀어나온 디스크를 칼로 잘라내는 수술을 하거나, 좁아진 척추관의 뚜껑뼈를 잘라내는 수술을 해야 한다.

그런가 하면 수술할 정도로 심하지 않은데, 목이나 허리, 또는 팔다리에 신경통이 생겨 고생하는 환자도 많이 있다. 수술을 위주로 하는 대학병원의 의사들은 증세가 심한 환자 위주로 진료하고 집중하기 때문에, 수술할 정도가 아닌 신경통 환자의 치료와 연구에는 상대적으로 소홀할 수 있다. 그래서 비수술과로 보내거나, 약 먹고 일단 기다려 보라고 하는 경우가 많다. 소위 '3차 의료술'만 하기에도 바쁘다.

일반 개원가에서는 1차, 2차, 3차 환자를 두루 만나게 된다. 특히 1, 2차 환자들이 주 치료 대상이다. 환자를 진료하면서 이전에는 수술이 정답이라고 생각했지만 비수술적 치료로도 수술한 것 이상의 효과를 낼 수 있다는 것을 확인했다. 나는 이러한 신경외과 개원가의 현실을 보고, 척추 신경 통증의 비수술적 치료 방법들을 심층적으로 연구하고 발전시키며, 보다 나은 방법을 찾아야겠다고 생각했다.

2001년 영동세브란스병원의 교수로 재직할 때, 나는 여러 척추신경외과 교수들 및 개원의들과 함께 '대한신경통증학회'를 창설하고 초대 회장이 되어 학회를 수년간 이끌었다. 이제 학회를 창설한 지 14년이 되었다. 해를 거듭할수록 척추 신경 통증에 대한 비수술적 방법들이 새로이 소개되고, 눈부시게 발전하고 있다.

단순히 주삿바늘을 이용한 신경차단술 Nerve Block에 그쳤던 것들이, 이제는 최첨단 방법들로 발전했다. 대한신경통증학회로 척추디스크 및 협착증으로 인한 신경통에 여러 가지 비수술적 치료 방법들이 개발되고 발전하게 되어 매우 기쁘다.

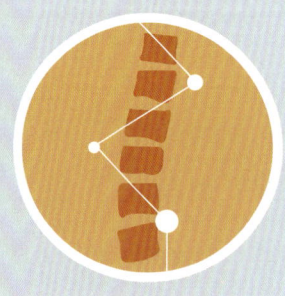

가업을 이어
의술을 전한다

Part 02

김도형 원장의
척추 치료 이야기

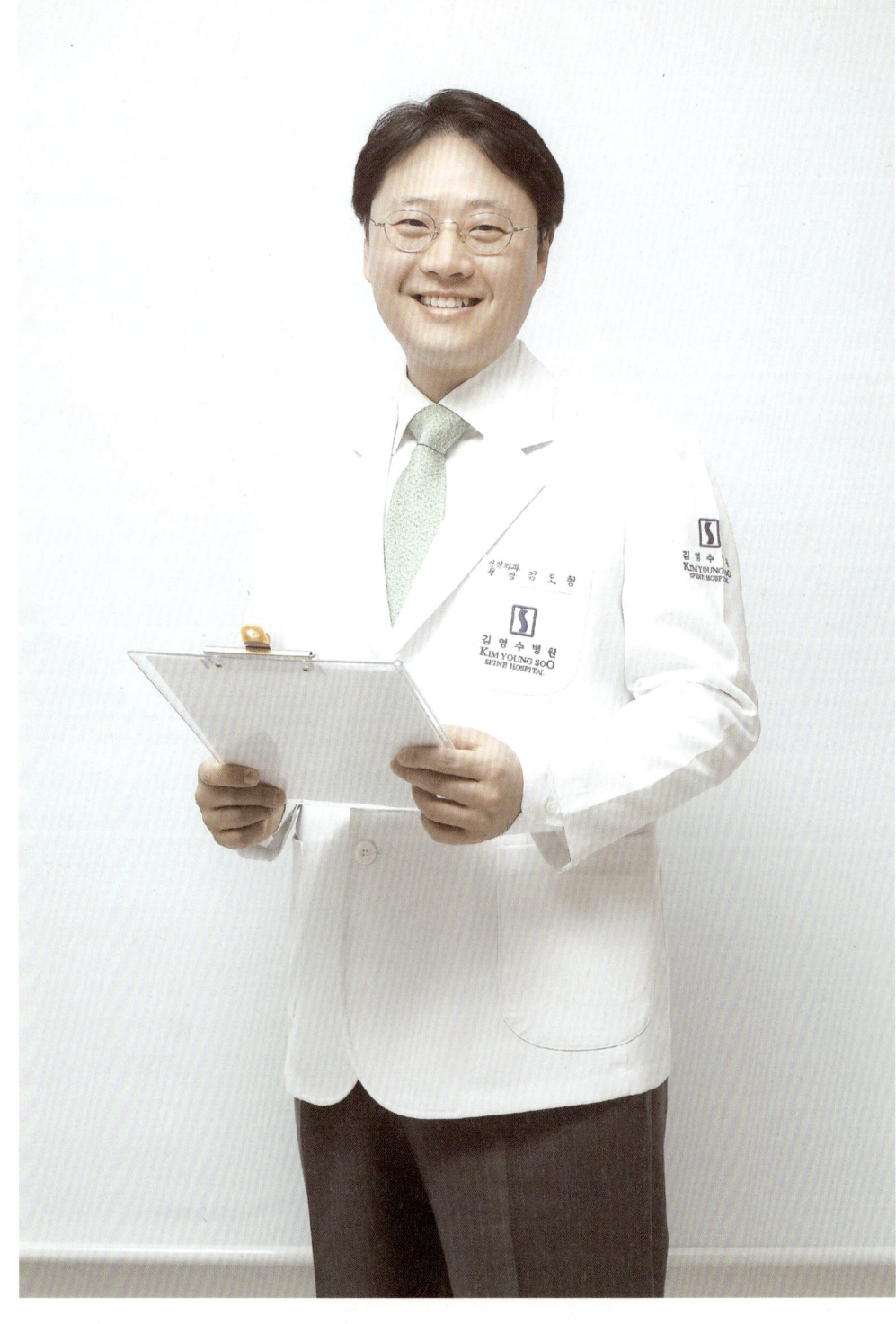

의사와 환자는 동반자

초등학교 4학년 때 부모님이 모두 영국으로 유학을 가시는 바람에 누나와 나, 할머니, 이렇게 셋이서만 살았던 적이 있다. 할머니께서 정성으로 키워주셨기 때문에 부모님이 집에 계시지 않아도 불편하거나 외롭다는 생각을 하지 않고 잘 지냈다. 그런데 딱 한 번 부모님이 안 계시는 집이 너무나 무섭고 막막했던 적이 있다.

하루는 학교에서 돌아와 평소처럼 "다녀왔습니다!" 하고 방문을 열었는데, 할머니가 피를 토한 채로 쓰러져 계셨다. 내가 들어온 것을 알아채고 정신을 차린 할머니는 누나와 내가 볼 새라 억지로 일어나 방 안에 흥건한 핏덩이를 치우셨다. 나는 몹시 놀라고 무서워서 꼼짝할 수 없었다. 부모님은 너무 먼 곳에 계시고 주위에 도움을 청할 만한 친

척도 마땅히 없어서 이러다 할머니가 돌아가시면 어쩌나 걱정되어 심장이 졸아들었다. 그 순간, 나도 모르게 할머니와 누나를 지켜야겠다, 내 가족은 내 힘으로 지켜야겠다는 생각을 하게 되었다. '의사가 되고 싶다'는 생각을 이때 처음으로 한 것 같다.

의사가 되겠다는 나의 꿈은, 이처럼 내 가족의 생명과 건강을 지켜야겠다는 순진한 마음에서 비롯되었다.

나의 아픔처럼, 내 가족의 치료처럼

종종 의대 선후배나 동기 중 나와 전공이 다른 이들로부터 본인이나 가족의 치료를 맡아달라는 부탁을 받을 때가 있다. 이런 전화를 받으면 울컥한다. 나를 믿어주는 게 너무 고맙고, 의학을 공부하는 같은 처지의 사람이 날 믿어준다니 더 뿌듯하다. 사랑하는 아내나 부모님, 가족의 건강과 생명을 내게 맡기는 것은 참으로 성스러우면서도, 동시에 막중한 책임감을 가지라는 무거운 요청이다.

친구나 지인만이 아니라 우리 병원에서 치료받은 사람들의 소개로 찾아온 환자들을 만날 때도 똑같은 마음이 든다. 소개하신 분이 나를 믿어주었고, 그 믿음으로 소중한 사람의 치료를 맡긴 것이니 어찌 고맙고 뿌듯하지 않겠는가. 이렇게 생각하면 나를 찾아온 환자들이 다 내 가족처럼 느껴진다. 이는 절대 그냥 하는 말이 아니다.

나는 우리 병원의 직원들에게 늘 "내 가족이 치료를 받는다고 생각하고 일하라"고 말한다. 다른 어떤 잔소리나 세부 지침보다 이것을 가장 확실한 치료 원칙으로 생각한다. 주사를 한 대 놓더라도, 물리치료를 한 번 하더라도, X-ray를 찍더라도 내 부모나 자녀에게 하듯이 하라고 한다.

어떤 경우는 20여 년 전 아버지께 수술받고 완치한 분이 아들이나 딸의 치료를 위해 우리 병원을 다시 찾기도 한다. 그럴 때면 오랜만에 친척을 만나는 듯 반갑다.

아버지께 치료받았던 환자는 필요하면 아직도 아버지를 찾아가지만, 그 자식 세대는 내게 치료받도록 하는 분들이 많다. 이것은 환자와 의사가 함께 나이 들면서 지속적으로 어떤 관계를 유지하기를 바라기 때문일 것이다.

실제로 의사와 환자는 동반자적 관계를 유지할 수 있다. 예전에는 병원이 큰 병이 나거나 사고로 몸을 다쳤을 때에나 찾는 곳이었다. 특히 척추질환은 조금만 아파도 수술을 받아야 한다는 인식이 강해서 죽을 만큼 아프기 전에는 병원에 갈 생각을 안 했다.

하지만 이제는 달라졌다. 기대 수명이 늘어난 반면 운동량이 부족하고, 하루 종일 앉아 일하는 사람들이 많아지면서 척추도 관리가 필요한 시대가 되었다. 또한 전에는 척추질환을 주로 나이 든 사람들이 걸리는 퇴행성 질환쯤으로 여겼지만, 요즘에는 젊은 사람들도 척추에 문제가 많아서 병원을 찾는 일이 빈번해졌다.

의사는 환자의 병을 고칠 뿐 아니라, 미리 발견해 예방해주는 사람이기도 하다. 이 같은 예방과 치료가 가능하기 위해서는 병원을 무서워하지 않아야 하며, 의사와 환자가 동반자적인 관계이어야 한다. 그런 점에서 환자의 치유와 의사의 성장은 별개가 아니라고 생각한다.

나의 경험에 의하면 의사가 진심으로 치료하는 환자가 많을수록, 내 가족처럼 절박한 마음으로 진료하는 시간이 많을수록 의사로서 더 많이 성장하는 것 같다.

죽을 때까지 초심을 잃지 않으며, 내 가족을 지키기 위해 의사가 되리라 마음먹었던 어린 시절의 나에게 부끄럽지 않은 의사가 되고 싶다.

큰 산을 넘으며
성장하다

　의대를 졸업하고 신경외과를 선택할 때, 망설임이나 고민 같은 건 전혀 없었다. 실습을 하면서 모든 과를 경험해본 결과 각 과마다 다 의미가 있고 흥미로운 면이 있었지만, 신경외과만큼 내 마음을 강렬하게 끌어당긴 과는 없었기 때문이다.

　의대생인 내가 보기에 신경외과 수술방에서는 연속해서 기적이 일어났다. 수술 후 앉은뱅이가 일어나고, 사지가 마비되어 들것에 실려 온 사람이 손발을 움직이고, 죽을 듯한 고통으로 몸부림치던 사람이 일어나서 멀쩡히 걸어 다니는 모습을 어렵지 않게 볼 수 있었다. 또 뇌출혈로 쓰러진 사람이 살아나고, 걷지도 못하던 사람이 퇴원해서 골프를 칠 수 있게 되었다는 소식을 듣기도 했다. 마치 종교적 체험을 한 것처럼 강렬하고 감동적인 경험이었다.

다른 과에 비해 위급하고 큰 수술이 많아 힘들고 바쁘다며 어머니와 할머니께서 심하게 반대하셨지만, 신경외과에 들어가서 일할 생각만 하면 너무 설레어 가슴이 두근거렸다. 어릴 적 벌레 한 마리에도 깜짝 놀라던 내가 수술실에만 들어가면 이상하게 차분해졌는데, 이것도 다 적성에 맞아서일 거라고 생각하게 되었다.

김도형이 아니라 홍도형?

가슴 뛰는 일을 찾았다는 기쁨과 설렘으로 신경외과를 선택했는데, 막상 신경외과에 들어가 보니 생각지 못한 문제가 있었다. 아버지가 나와 같은 학교의 신경외과 교수, 그것도 '우리나라 척추 치료의 일인자'로 손꼽히는 너무도 큰 존재라는 점이었다.

사람들은 아버지와 같은 분야에서 일하니 도움도 받고 더 좋지 않느냐고 말한다. 물론 좋은 점이 많다. 하지만 남들에게는 말하지 못한, 불편하고 억울한 일도 적지 않았다. 잘하는 일이 있어도 아버지의 도움이나 후광 때문이라고 생각하는 시선들이 있었고, 레지던트 1년 차 때 어느 교수님으로부터 전공을 바꾸라는 말도 여러 번 들었다. 그 교수님은 아버지의 제자이니 내가 불편하셨던 것이다.

"내가 지금껏 김영수 교수님을 모셨는데 자네까지 두 사람을 모시기는 힘들겠네. 또 자네한테 신경외과가 잘 맞는 것 같지도 않으니 전공을 바꾸게."

그 교수님 말씀이 너무 뜻밖이라 충격을 받았지만, 쉽게 전공을 바꿀 수는 없었다. 그럴수록 오히려 이를 악물고 더 열심히 했다. 조금만 실수를 해도 아버지 이름에 먹칠을 하게 되니 살얼음판을 걷듯 조심조심 지내고, 더 완벽하게 해내려고 애썼다.

학교나 병원에서 아버지를 만나도 아버지라 불러본 적이 없다. 어지간하면 나서지 않고 눈에 띄지 않으려고 했다. 이런 나를 보고 친구들이 농담처럼 한마디씩 했다.

"네가 홍길동이냐? 아버지를 아버지라 못 부르게."

"너 몰랐어? 얘 김도형이 아니라 홍도형이잖아."

"그랬어? 으하하하!"

지금까지 아버지 이름에 누를 끼치지 말자는 생각으로 나를 이끌어 왔는데, 돌이켜보면 그것이 내 발전의 원동력이 된 것 같다.

"김영수 박사 아들이 이 것밖에 못하나? 아버지 이름이 아깝구만."

혹시라도 이런 소리를 들을까봐 보이지 않는 곳에서 남들보다 몇배로 노력했다. 요즘 꼼꼼하고 세심하다는 말을 많이 듣는데, 책잡히지 않기 위해 준비하던 버릇이 아직까지 남아 있어서가 아닐까 싶다.

꽤 긴 시간을 남들보다 앞서겠다는 생각이 아니라 '혼만 나지 않으면 다행'이라고 생각하며 살았던 것 같다. 실수하지 않기 위해, 책잡히지 않기 위해 애쓰는 나를 측은하게 보는 사람들도 있다. 하지만 실수만 줄여도 실력은 늘어난다. 의학은 결코 작은 실수도 있어서는 안 되기 때문에 실수하지 않기 위한 노력이 더욱 필요하다.

오답노트 쓰는 의사

나에게는 '오답노트'라는 게 있다. 오답노트에는 지금까지 내가 한 모든 수술과 시술 내용이, 그리고 결과가 자세히 적혀 있다. 치료가 잘 안 된 경우에는 빨간색으로 잘 보이도록 표시한 후 어떤 치료 방법을 썼고, 경과가 어떠했으며, 무엇이 잘못되었는지, 어떤 문제가 있었는지 등을 구체적으로 적는다. 사진이나 그림도 첨부한다.

나뿐만 아니라 다른 의사들도 참고할 만한 수술이나 치료 방법은 더 자세히 기록한다. 치료에 대한 나의 생각과 의문점도 적는다. 그리고 시간이 날 때마다 이 노트를 보면서 머릿속으로 다시 한 번 수술을 하고 치료 과정도 점검한다. 이렇게 하면 적어도 똑같은 실수를 두 번 다시 하지 않게 된다.

실수가 반복되면 그것은 실수가 아니라 실력이 된다. 한 달에 한 개씩만 실수를 줄여도 1년이 지나면 어마어마한 실력을 쌓게 된다. 실수 없이 과업을 수행하는 경험이 쌓일수록 실력도 자라고 자신감도 커진다.

굴껍질에 바느질 연습을

수술을 하다 보면 본의 아니게 경막에 손상이 와서 봉합을 해야 할 때가 있다. 그런데 미세현미경 시야 하에서 가느다란 바늘로 경막을 봉합하는 것은 때로 매우 어렵기도 하다. 이런 고민을 갖고 있던 터에, 어느 겨울날 책상 위에 있는 귤을 먹다가 귤이 경막과 비슷하다는 것을 발견했다. 그때부터 매일 밤마다 귤껍질을 터뜨리지 않고 바느질하는 연습을 했다.

과일의 겉모양을 망가뜨리지 않고 바느질을 하는 훈련은 섬세한 손 기술이 필요한 외과 수술에 큰 도움이 되었다. 수십 번 연습을 하다 보니 자신감이 생겨서 실제 수술에서도 전보다 능숙하게 잘할 수 있었다.

수술을 더 잘하기 위해 양손을 자유롭게 쓰는 훈련을 하기도 했다. 오른손잡이인데 일부러 왼손으로 밥을 먹거나 무거운 물건을 옮기는 등 왼손 사용이 능숙해지도록 계속 움직였다. 또 틈 날 때마다 수술에 필요한 동작을 연습하곤 했다. 연습을 하면 할수록 자신감이 생겼고 빠르고 정확하게 수술하게 되었다.

나의 한계를 넘어서다

부끄럽지 않은 아들이 되기 위해 치열하게 노력하면서 예전보다 많이 성장한 것 같다. 그러고 보면 전공을 바꾸라는 그 교수님의 말씀이 나를 성실한 의사로 만든 첫 번째 채찍질이 아니었나 싶다. 아버지와 같은 분야에 있으려면 더 노력해야 한다는 것을 일깨워주고, 그로써 홀로서기를 할 수 있게 해주었으니 말이다. 그래서 지금도 나는 그 교수님을 은인으로 생각하고 뵐 때마다 진심으로 감사의 인사를 드린다.

그런가 하면 아버지의 조언이 나를 자극시키고, 성장의 발판이 되기도 했다. 개원 후 병원 경영과 환자 진료, 학회 참석 등으로 매우 바쁠 때였는데, 아버지가 내게 『척추학』교과서 집필에 참여할 것을 권하셨다. 바쁘겠지만 좋은 경험이 될 것이라 여기고 시작했는데, 막상 시작을 하고 보니 생각보다 훨씬 어려웠다. 할 일이 산더미처럼 쌓여 있는 와중에 읽고 공부해야 할 것이 어마어마했다. 너무 힘들고 시간도 부족해서 중간에 포기할 생각도 해보았지만, 아버지를 믿고 일을 맡긴 사람들과 아버지를 실망시키고 싶지 않았기에 결국 원고를 완성했다. 덕분에 엄청난 공부가 되었다.

새로운 지식을 얻고 저자로서의 이름을 얻은 것도 보람 있는 일이었지만, 이 일을 통해 얻은 가장 큰 소득은 스스로의 한계를 넘어설 수 있었던 게 아닐까 싶다. 아버지가 앞서 해놓으신 많은 것들을 흉내라도 내며 따라가다 보면 인식하지 못하는 사이에 내 한계를 훌쩍 뛰어넘게 된다는 것을 뒤늦게 깨달았다.

아버지와 나는 이제 같은 길을 가는 의사로서 긍정적인 시너지를 형성하는 관계가 되었다고 생각한다. 다양하고 수준 높은 경험을 지닌 아버지의 안목과 현재를 분석하고 미래를 내다보는 나의 젊은 감각이 만나 상호작용함으로써 더 좋은 치료, 더 나은 의료 서비스를 환자들에게 제공할 수 있으리라 본다.

명품은 하루아침에 만들어지지 않는다

명품과 소위 '짝퉁'이라고 불리는 가짜를 한눈에 알아보는 방법이 있을까?

경험과 노하우가 많은 전문가가 아닌, 평범한 사람이 명품과 가짜를 구분하는 확실한 방법은 오래 사용해보는 것이다. 명품은 오래 쓸수록 제 가치를 드러내지만, 가짜는 시간이 지나면 금세 낡고 지저분해지기 때문이다. 여기에서 기억해야 할 것은 명품이 제 가치를 드러내는 데에는 '오랜 시간'이 필요하다는 점이다.

병원에서는 나이 많은 어르신이 자녀들과 동행한 모습을 어렵지 않게 볼 수 있다. 연로한 부모님이 아프셔서 자녀들이 모시고 오는 경우인데, 반대로 우리 병원에서는 부모님이 아들딸의 몸이 걱정되어 동행한 경우가 적지 않다.

  이렇게 찾아오는 어르신들은 대부분 과거에 병원장님으로부터 수술을 받은 경험이 있는 분들이다. 가깝게는 10년, 멀게는 20여 년 전에 수술을 받은 분도 있는데, 여전히 다들 건강하시다. 생활에 불편함을 느끼지 못할 뿐 아니라, X-ray나 MRI로 촬영을 해보아도 놀라울 정도로 척추가 깨끗하다. 대학병원에 근무할 당시 척추 수술, 특히 나사못 고정술을 한 후 몇년 만에 재발하여 2~3번씩 재수술하는 환자들을 많이 보아온 터라 그처럼 건강한 모습을 보면 정말 감동이 아닐 수 없다. 이런 분들이 자녀들까지 데리고 와서 "내가 받은 명품 치료를 우리 자식에게도 해주십시오" 하는 것이다.

  얼마 전에도 일흔이 넘은 노신사가 나와 비슷한 연배의 아들을 데리고 온 적이 있다. 아들을 진찰해보니 다행히 뼈와 신경에는 아직 이상이 없고, 과로로 근육에 무리가 온 상태라 간단한 비수술 요법으로 치료를 끝냈다. 노신사는 17년 전에 디스크로 고생했는데, 병원장님에게 그라프밴드를 이용한 수술을 받고 지금까지 후유증이나 재발 없이 건강하게 지낸다고 했다. 나는 자신이 받은 좋은 치료를 아들도 받기 바라면서 그 일을 내게 넘겨주신 것이라는 생각이 들었다.

  명품 치료는 환자들이 증명해준다. 특별한 스펙을 쌓아야만 되는 것도 아니고, 특정 학교를 나와야 하는 것도 아니다. 치료를 받은 환자가 오랜 시간이 지나서도 건강한 모습으로 찾아오고, 그 환자가 소중한 이들의 치료를 자신의 의료진에게 맡기면서 자연스럽게 형성된다. 그렇기 때문에 명품의 가치는 하루아침에 형성될 수 없다.

젊은 사람들 중에는 어른 세대의 가치를 인정하지 않는 이들도 있는데, 최신 기술을 구사하거나 대단한 논문을 발표하는 것만으로는 브랜드의 가치가 형성될 수 없다는 것을 알아야 한다. 브랜드의 가치는 브랜드를 만드는 사람이 증명하는 것이 아니라 그것을 사용하는 사람들, 즉 환자들이 증명한다. 그것도 오랜 시간에 걸쳐 서서히 드러나는 것이지, 절대 어느 날 갑자기 만들어지지 않는다.

대한민국 척추 치료를 선도하는 병원

외국에서는 '존스 홉킨스'나 'M.D. 앤더슨'처럼 자기 이름을 건 병원들이 각각의 분야에서 깊이 있는 치료로 환자들의 신망을 받는 경우가 많다. 무슨 일이든 자신의 이름을 내거는 데에는 특별한 자신감과 용기가 필요하다. 모든 것을 걸고 이 일을 하겠다는 마음이 있어야만 하기 때문이다. 자신의 이름을 내세우면서 거짓된 행동이나 얕은 수를 생각하는 사람은 없을 것이다.

'김영수병원'이라는 이름을 내걸 때 우리도 고민이 없지 않았다. 멋지고 간편한 이름을 지을까 생각해보기도 했지만, 결국 '척추 치료에 평생을 걸어온 의사 김영수'라는 이름을 내세우기로 했다. 부끄럽지 않은 병원을 만들겠다는 다짐과 각오가 들어간 이름이기도 하지만, 한편으로는 김영수라는 이름 자체가 하나의 브랜드로서 충분하다는 주

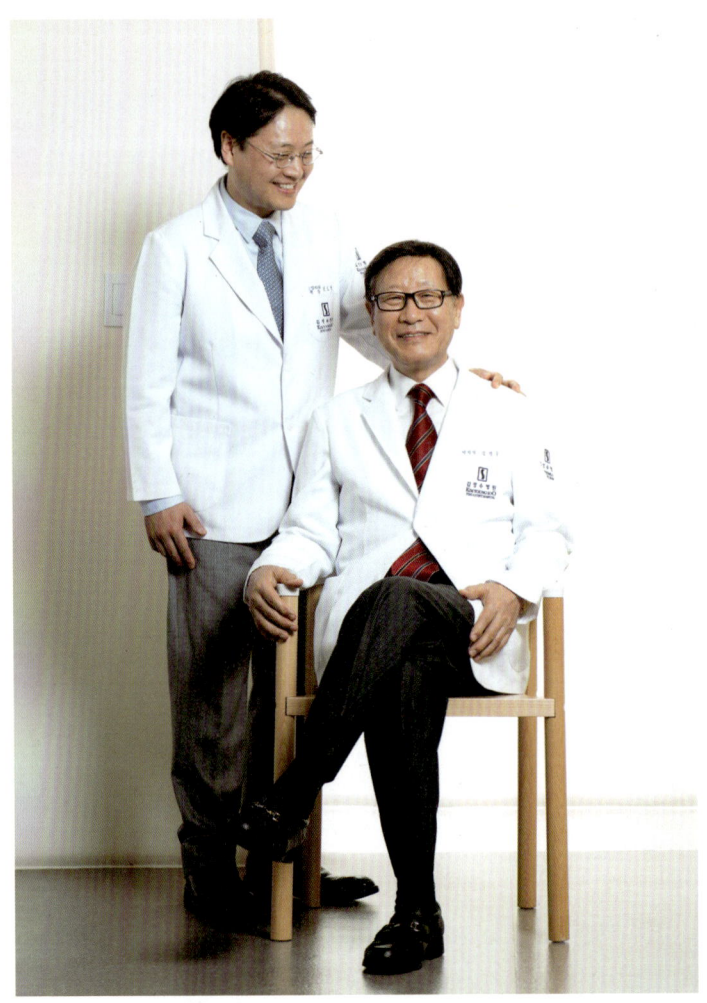

국내에서는 보기 드물게 대를 이어 척추 전문의의 길을 걷고 있는
김영수 병원장과 김도형 원장. 척추 치료에 평생을 걸어온 김영수 병원장의
세계적인 의료 경험과 의술은 김도형 원장에게 고스란히 대물림되고 있다

위의 의견을 참고한 결정이었다. 물론 자신의 이름을 내걸고 싶다 해서 다 브랜드로서 가치를 지니는 것은 아니다. 하지만 김영수라는 이름은 척추 분야는 물론이고 의료계 전반에서 그 가치가 충분함을 실감할 때가 많다.

그러나 의료는 혼자서 하는 일이 아니다. 제아무리 병원장의 명망이 높고, 실력 좋은 의사들이 많아도 이를 뒷받침해주는 의료진이 없으면 제대로 치료할 수 없다. 의료 행위는 개인이 아닌 팀에 의해 이루어지기 때문이다. 의사의 치료를 완성하기 위해서는 간호사와 간호조무사들이 제 역할을 해내야만 하고, 정확하게 병을 진단하기 위해 MRI나 CT 촬영기사가 자기 역할을 다해야 한다. 수술실은 더욱 팀워크가 중요하다. 전 스태프가 호흡이 잘 맞아야 다양한 상황에 효과적으로 대처할 수 있다.

그러므로 의사가 뛰어난 실력을 지녔다고 해서 혼자만 앞서 나가는 것은 무의미하다. 의사를 중심으로 전 의료진이 함께 성장해야 한다. 나도 조급한 마음으로 혼자 앞서 나갔던 적이 있는데, 이런저런 시행착오 끝에 '의사 혼자서는 아무것도 안 되는구나', '다른 의료진이 없으면 내가 아무것도 할 수 없구나' 하는 깨달음을 얻었다. 그러면서 나와 함께 일하는 사람들에 대한 고마움과 소중함을 알게 되었다. 나의 이런 심적인 변화는 알게 모르게 직원들에게도 표현이 되었으리라고 생각한다.

끝으로 명품 치료를 위해서는 전 의료진이 자기가 일하는 병원과 자신이 하는 일에 자부심을 가지고 있어야 한다. 나는 치료받은 환자가 감사의 인사를 전하고 문을 나서는 병원, 외국을 비롯해 타 병원의 의료진이 배우러 오는 실력 있는 병원에서 일한다는 자부심이 직원들에게 좋은 영향을 미치리라고 생각한다.

꾀병도 병이라는 깨달음

　나는 군의관 생활을 삼팔선 정중앙인 강원도 화천에서 보냈다. 이곳은 연대 전체가 민간인 출입 금지 지역이었다. 철저하게 고립된 지역이라 다른 부대에서는 쉽게 볼 수 있는 구멍가게나 맥줏집, PC방 등에 가려면 20분 이상 차를 타고 나가야 했고, 마땅히 있어야 할 도로의 가로등이나 약국은 전혀 없었다.

　처음 배정을 받고 전입신고를 하러 갔을 때, 연대장은 내게 이렇게 말했다.

　"김 대위, 꾀병도 병이니 병사들이 아프다고 하면 잘 고쳐주게나."

　"…."

　순간, 그 말뜻을 몰라 대답도 하지 못했다. 먼저 군대에 간 선배로

부터 군대 병원에 오는 군인들 중에는 꾀병 환자가 있다는 말을 들었는데, 정말 그렇구나 싶었다. 나는 진짜로 아픈 환자들을 위해 꾀병 환자는 당연히 내보내야 한다고 생각했는데, '꾀병도 병'으로 대해주라니 뜻밖이었다.

어쨌든 다음 날부터 의무중대에서 진료를 하는데 사병들이 하루에도 수십 명씩 아파서 죽겠다며 찾아왔다. 허리가 아프다, 다리가 아프다, 머리가 아프다 하면서 계속 고통을 호소했다. 약물에 호전이 없는 사병의 경우에는 군병원으로 보내 정밀검사를 의뢰하기도 했는데, 그러면 많은 수에서 진단결과가 근육통으로 나왔다.

보이는 병, 보이지 않는 병

의무중대장 시절을 보내고 나서 군병원으로 이동하여 본격적으로 진료를 시작했다. 그런데 사병이 죽을 듯한 통증을 호소하여 X-ray나 MRI 검사를 하면, 결과가 정상으로 나와 매우 의아했다. 뭔가 납득할 수 없는 점이 있었지만 검사결과가 그러하니, 어쩔 수 없이 진단명을 '꾀병'이라고 적었다. 그 당시 나는 군병원에서 하루에 100명 이상의 환자를 보았는데, 이 중 70%는 꾀병에 속했고, 20~30%만 적극적인 치료가 필요한 환자로 진단되었다.

'이렇게 많은 젊디젊은 사람들이 아파서 못 견디겠다고 호소하는데, 모두 다 꾀병일 수는 없지 않을까?'

그때까지 배운 의료에서는 X-ray나 MRI 등의 사진에 병변이 없으면 정상, 병변이 있으면 비정상이었다. 정상이면 통증이 없을 것이고, 비정상이면 통증이 있으니 수술을 하면 된다. 그런데 사진 상으로 아무 이상이 없고, 가끔 이상이 있다고 해도 아주 미세하게 디스크가 튀어나온 정도인데 죽을 것처럼 아프다고 호소하는 사람들이 있다. 그때 나는 처음으로 그것이 꾀병만은 아니라는 것을 알게 되었다.

그 무렵 아버지께서 주말을 이용해 비수술 치료의 일종인 '인대강화주사' 연수 교육을 받아보라고 권하셨다. 비수술 요법을 배워두면 치료에 많은 도움이 될 것이라는 말씀이었다. 그것은 환자의 통증 원인이 무엇인지 몰라 제대로 치료를 못하고 있던 내게 단비 같은 조언이었다. 나는 8주에 걸쳐 주말마다 교육을 받으러 다녔고, 여러 학회를 찾아 다니며 비수술적 치료를 배우고 공부했다. 적당한 시기에 내게 딱 맞는 교육을 권하신 아버지의 선견지명은 지금 생각해도 놀랍고 감사하다.

이때 다양한 비수술 요법을 접하면서 수술 외에 새로운 치료법을 알게 되었으며, 환자들의 통증에 대해서도 눈을 뜨게 되었다. 교육 후에도 혼자 통증에 대해 연구하고, 신경외과가 아닌 다른 과의 논문들을 검토하면서 하루하루를 보냈다.

통증의 원인과 그것이 유발되는 과정을 알고 나니 '꾀병도 병'이라는 말의 진짜 의미를 이해할 수 있었다. 뼈가 부러지거나 휘어지는 등의 해부학적인 문제가 없어도, MRI 검사 상으로 완벽하고 X-ray 사진이 깨끗해도 통증이 있을 수 있다. 디스크가 아주 약하게 튀어나와 팬

찮아 보여도 환자는 자지러질 듯 아플 수 있다. 복잡하고 섬세하며 어마어마한 통증의 세계를 알게 되니 이전에 만난 환자들에게 미안했다. 또 이제라도 알아서 정말 다행이라고 생각하고, 앞으로 환자들을 더 잘 치료할 수 있겠다는 생각에 가슴이 두근거리기도 했다.

교과서로만 통증을 이해할 때에는 디스크가 튀어나왔는지 아닌지, 또 튀어나왔다면 얼마나 나왔는지, 척추관이 좁아졌는지 아닌지 등으로만 이해하고 판단했다. 그런데 우리 몸은 근육과 인대가 전체 체중에서 60%나 된다. 이것을 놔두고 척추뼈만 붙잡고 들여다보면 반쪽짜리 치료가 될 수밖에 없다. 그러므로 통증은 안팎으로 치료해야 가장 완전하게 치료가 된다.

환자의 고통을 아는 것이 치료의 첫걸음

전역 후 환자들을 진찰하니 보이지 않던 것들이 보이기 시작했다. 전에는 오로지 뼈와 신경과 관절, 그리고 그것들을 있는 그대로 보여주는 의학용 사진에 집중했다. 그러나 전역 후에는 환자로 온 군인들이 어떤 옷을 입고, 어떤 자세로, 어떤 생활을 하는지에 관심을 갖게 되었고, 인생에서 가장 팔팔한 시기의 청년들이 왜 그렇게 많이 아픈지 생각해보게 되었다. 예를 들어 그전에는 검사 소견에 이상이 없으면 '척추에 이상이 없는데 왜 아프지?' 혹은 '문제가 없으니 곧 좋아지

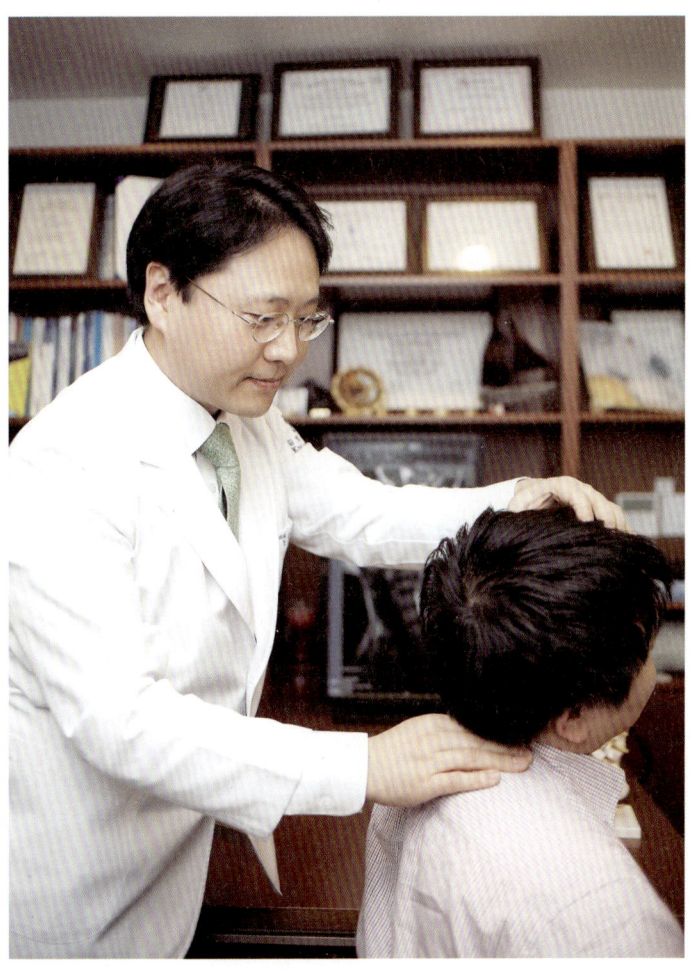

김도형 원장은 환자의 고통을 나의 고통처럼 느끼고 공감하는 데에서 모든 치료가 시작된다고 믿는다

겠지' 하고 돌려보냈다면, 통증을 이해한 후에는 '이 사람이 아픈 원인이 있을 거야' 하고 더 자세히 찾아보게 되었다. 그러고 나면 '네가 행군을 다녀왔구나', '무리하게 마라톤을 했구나', '갑자기 얼차려를 받고 쪼그려 뛰기를 100번 넘게 했구나' 등이 저절로 읽혔다. 이런 원인들로 인해 허리디스크로 진행되지는 않았지만 근육에 무리가 와서 허리가 몹시 아플 거라는 사실을 알 수 있었다.

특별한 사건이나 사고를 겪지 않아도 아픈 사람들이 있는데, 여기에도 나름의 이유가 있다. 군화만 신어도 아프다고 말하는 사람은 군화가 너무 높고 무겁기 때문이다. 또 완전군장을 하면 무게가 40kg이나 되는데, 그렇게 수십 km를 걷는 일 자체가 척추에는 큰 부담이 된다. 그러니 온몸이 아플 수 있다. '꾀병도 병'이라는 말은 괜히 나온 말이 아닌 것이다.

요즘에는 내 앞에서 이렇게 분통을 터뜨리는 환자들을 가끔 본다.

"너무 아파서 몇 개월을 기다려 큰 대학병원의 명의로 소문난 의사를 찾아갔는데, 심하지 않으니 수술할 필요가 없다면서 3개월 후에 오라고 하더군요. 아니, 내가 엄살이라도 부린다는 겁니까?"

일상생활이 힘들 정도로 심하게 아파서 병원에 갔는데 3개월 후에 오라니 얼마나 기가 막히겠는가. 특히 수술을 주로 하는 의사는 이처럼 해부학적으로 문제가 없는 경우 치료 대상으로 삼지 않는 경우가 많다.

하지만 통증의 세계는 신비해서 디스크가 튀어나와 신경을 누르고 있는데도 아무 불편 없이 생활하는 사람이 있는가 하면, 겉으로 보기에는 전혀 문제가 없는데 아파서 꼼짝 못하는 사람도 있다. 또 어떤 사람은 웬만큼 불편한 정도는 참아 넘기지만, 어떤 사람은 작은 통증도 못 참는다.

통증을 이해하면 이런 차이를 인정하게 된다. 그리고 해부학적으로 문제가 없어도 환자가 통증을 느낀다면 의사는 그것을 엄살이나 꾀병이라고 무시할 게 아니라 이해하고 공감해주어야 하며, 더 나아가 최선을 다해 치료해야 한다.

의사가 환자의 다양하고 섬세한 통증의 세계를 이해하지 못하면 치료를 위한 시도를 제대로 할 수 있을까? 그러므로 나는 환자의 고통을 아는 것이야말로 치료의 첫걸음이라고 생각한다.

현상이 아닌 원인을 치료하라

진료실에서 나는 말이 많아진다. "평상시 자세는 어떤가요?", "직업은 무엇인가요?", "일할 때는 어떻게 앉나요?", "가방은 어떻게 들고 다니지요?" 등등 되도록 환자에게 많은 질문을 하고, 이에 대한 정확한 대답을 들으려고 애쓴다. 식습관과 배변습관, 잠버릇을 물어볼 때도 있다.

이렇게 꼬치꼬치 캐묻는 이유는 환자에 대해 정확히 알아야 통증의 원인을 알 수 있기 때문이다. 우리의 의료 현실에서 환자 한 사람에게 많은 시간을 할애하기는 어렵지만, 그럼에도 불구하고 주어진 시간 안에서 환자를 제대로 진단하고 파악하기 위해서는 가능한 한 많은 대화를 나누어야 한다고 생각한다. 진료부에 나타난 자료만 가지고는 환자의 상태를 완벽하게 파악하기 어렵다.

'나는 당신을 잘 치료하고 싶다. 그러기 위해 당신을 더 잘 알고 싶다.'

이것이 나의 생각이다.

어떤 사람들은 무슨 의사가 이렇게 말을 많이 시키느냐며 귀찮게 여기기도 한다. 바쁜 시간을 쪼개서 온 사람들 중에는 "빨리 약이나 주세요" 하거나, "주사나 그냥 놔주세요" 하는 경우도 있다.

솔직히 말해 통증의 근본 원인을 찾는 일은 의사 입장에서도 번거롭고 까다로운 일이다. 차트를 통해 바로 알 수 있는 증상에 대해서만 설명하고, 그것만 치료하고 끝낼 수 있으면 의사도 편하다.

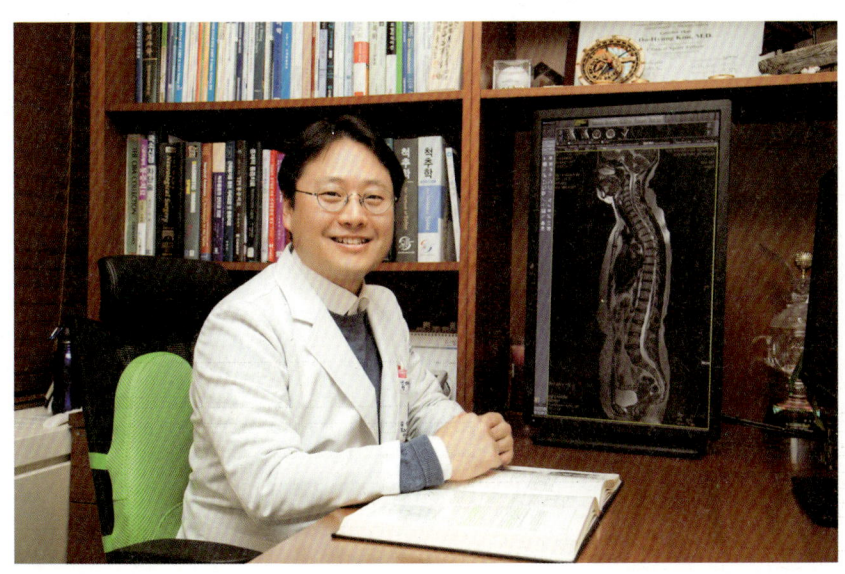

하지만 겉으로 드러난 현상만 제거하고 끝내는 치료는 밑 빠진 독에 물 붓는 격이다. 디스크가 튀어나오거나 신경이 짓눌리는 등의 병증은, 말 그대로 병의 증상이지 원인이 아니기 때문이다. 병의 원인이 되는 문제점을 해결하지 못하면 또다시 통증과 치료를 반복하게 된다.

탐정처럼 병의 원인을 쫓아라

병의 원인을 찾아가는 과정이 번거롭기는 해도 특별히 어렵지는 않다. 얼마 전 우리 병원에 몽골에서 치료를 받으러 온 의사가 있었다. 그는 오랜 시간 허리가 아팠으며, 몽골에 있는 병원을 다 다녀도 증상이 호전되지 않아 한국까지 왔노라고 했다. MRI 검사를 하자 디스크가 약간 튀어나와 있었는데, 이런 정도의 돌출로 극심한 통증이 수년간 지속되었다는 게 의아해서 자세히 물었다.

"몽골에서는 어떤 과에 계셨어요?"

"내과에 있었습니다."

"내과에서는 주로 어떻게 일하세요?"

"거의 매일 내시경을 보면서 일합니다."

"내시경을 볼 때 어떻게 앉으세요?"

이렇게 시시콜콜한 것까지 묻고 대답하는 과정을 통해 이 의사가 10년 넘게 하루 5~6시간씩 내시경을 들여다보는 일을 해왔다는 것과 그 일을 할 때 옆으로 허리를 비튼 자세에서 오른쪽 페달을 계속 밟아야 한다는 것을 알아냈다. 통증의 원인은 잘못된 자세로 한쪽 신체만 과도하게 사용하면서 몸의 균형이 무너진 데에 있었다.

증상의 원인에 대해 충분히 설명한 후 몽골로 돌아가면 작업 환경을 몸에 맞게 바꿀 것을 권했다. 그 의사는 한국에 있는 동안 우리 병원에서 비수술적 치료를 받았고, 증세가 많이 호전되어 무사히 귀국할 수 있었다.

병의 원인을 찾아내기 위해 의사는 때로 탐정이 되어야 한다. 겉으로 드러난 증상과 자료만 판독해서는 근본적인 원인을 찾아낼 수 없고, 근본적인 치료를 할 수도 없기 때문이다.

치료 연구를 위해 각종 학회를 쫓아다니다

통증의 원인은 사람마다 천차만별이다. 어떤 사람은 복부 비만이 요통의 원인이 된다. 갑작스런 체중 증가가 허리에 부담을 주어 요통을 유발한 것이다. 이런 경우는 치료보다 다이어트가 우선이다. 그런가 하면, 고질적인 변비가 요통을 가져오기도 한다. 식습관이 원인이 되는 경우라고 할 수 있다. 이처럼 척추 통증을 유발하는 원인은 기본적으로 환자의 생활습관과 환경에서 비롯되기 때문에, 의사는 정확한 진단을 위해 척추와 관련 없어 보이는 질문도 하게 된다.

다양한 환자들을 진료하면서 자세뿐만 아니라 식습관도 척추 건강과 매우 긴밀하다는 사실을 알게 되었다. 또 생각보다 많은 사람들이 식습관에 문제가 있다는 것도 알게 되었다. 매일 라면만 먹는 사람, 저녁마다 술만 마시는 사람, 빵만 먹는 사람, 365일 다이어트 중인 사람 등 가지각색이다. 이런 사람들이 장이 좋을 리 없다. 그런데 장이 좋지 않으면 대부분 허리도 좋지 않다.

김영수병원에 들어와 2~3년간은 내 전공이 아닌 다른 과의 학회를 쫓아다니면서 다양한 정보를 얻고 많은 것을 배웠다. 나이가 들면서 생기는 퇴행성디스크에 대해 더 많이 알고 싶어 항노화학회를 찾았고, 당뇨와 고혈압 환자들의 척추질환 치료를 위해 당뇨병학회와 고혈압학회를 찾아갔다. 또 허리병 환자들이 운동 부족으로 비만이 되는 경우가 많은데, 이 문제에 대한 도움을 얻고자 비만학회에도 가봤다.

이렇게 여러 학회를 다니면서 의외의 소득을 얻기도 했다. 항노화학 외에서 내장지방만 선택적으로 빼주는 보조제를 알게 되어 내가 먼저 먹어보고 우리 병원의 환자들에게도 써보았는데, 대단히 효과가 좋았다. 내장비만이 해소되어 요통이 사라진 사례가 많이 알려지면서 지금은 우리 병원뿐 아니라 다른 병원에서도 척추와 비만을 연결하여 치료하고 있다.

다양한 정보를 얻기 위해 다른 과의 학회에 참가했으나, 다니다 보니 척추 치료에 대한 시야가 확대되는 더 큰 소득이 있었다. 병의 원인을 찾기 위해서는 통합적인 시각이 필요하며, 근본적으로 치료를 하려면 증상만 제거하는 '현상 치료'가 아닌, 병의 원인을 찾아 해결하는 '원인 치료'를 해야 한다는 것도 알게 되었다.

58세의 척추측만증 환자가 찾아온 적이 있다. 척추가 완전히 휘어 있었고, 그로 인해 디스크가 신경을 압박하여 통증이 심한 상태였다. 그런데 이런 환자는 수술을 해도 다시 통증이 찾아온다. 디스크가 다 닳고 척추뼈가 완전히 붙어버릴 지경이 될 때까지 50년 넘도록 삐딱하게 앉은 자세가 근본 원인이므로, 이 습관을 고치지 않는 한 재발할 수밖에 없는 것이다. 따라서 후유증과 재발 없는 완전한 치료를 하려면, 바른 자세부터 습관화하도록 원인 치료가 이루어져야 한다.

관리와 예방 차원의 치료

　원인 치료와 더불어 중요한 것은 문제가 터진 다음에 고치는 '사후 치료'가 아니라 '관리와 예방 차원의 치료'가 시행되어야 한다는 사실이다. 아직도 근골격계 질환자는 디스크가 터지거나 척추관이 유착되어야 병원을 찾는 경향이 있는데, 사실 그때는 너무 늦다.

　연세가 많은 분들은 노화가 전체적으로 진행되고 있어 통증이 있는 부위를 수술하고 나면 또 다른 부위에 말썽이 생기는 경우가 많다. 그러므로 증상이 심해지기 전에 관리해 병을 예방하고 완화시켜야 한다. 고혈압이나 당뇨병 같은 만성 질환이 있는 분들도 예방 차원에서 척추 관리가 필요하다.

　척추 관리는 불이 나기를 기다렸다가 불을 끄는 것이 아니라 불이 나기 전에 미리 점검하고 예방하는 것과 같다. 모든 병이 그렇듯이 척추질환도 이제는 관리와 예방에 초점을 맞추어야 한다.

의사가 아닌
환자의 눈으로 본 병원

그날은 오랜만의 회식이라 직원들과 이런저런 얘기를 하다 보니 기분 좋게 과음을 했고, 시간도 꽤 늦었다. 운전을 할 수 없는 상태라 택시를 불러 목적지를 말하고는 술기운에 깜빡 잠이 들었던 것 같다. 시간이 얼마나 흘렀는지 알 수 없는 상태에서 잠깐 눈을 떴는데 내가 이상한 곳에, 이해할 수 없는 상태로 누워 있었다.

"정신이 드세요?"

하얀 가운을 입은 사람이 물었지만 대답을 할 기운이 없었다. 내 몸이 내 것이 아닌 양 손끝 하나 까딱할 수 없었고, 주변은 완전 피바다였다. 교통사고를 당해 응급실에 실려온 것이다.

의사는 내가 탄 택시가 다른 차와 충돌하면서 내가 순식간에 앞으로

튕겨 나갔다고 했다. 이 사고로 나는 얼굴을 심하게 다쳐 40바늘을 꿰 맸고, 부러진 코뼈를 복원하는 수술을 받았다.

이 일이 있기 전까지는 아파서 병원에 가본 적이 단 한 번도 없었다. 의사가 아닌 환자의 입장이 되어 병원에 갈 일이 있을 거라고도 생각해본 적이 없었다. 그런데 나이 마흔이 넘어 처음으로 손가락 하나 못 움직이는 상태로 응급실 침대에 누워 있게 되었고, 수술대에 올라가게 되었으며, 입원실에서 몇주를 보내게 되었다.

입원 후 여기저기에 검사를 받으러 다녔다. 온몸이 아프고 얼굴이 부어 말도 제대로 못하는 상태로 검사 기계 앞에 섰다. 그런데 병원 직원들이 건성으로 검사 기계를 움직이면서 자기들끼리 계속 대화를 나누었다. 아파 죽을 것 같은 환자 앞에서 검사하는 사람이 웃고 떠드는 게 이토록 화가 나는 일인지 이전에는 알지 못했다. 심지어 물리치료실에서 담당 물리치료사는 전화기를 들고 통화를 하면서 나를 치료했다. "밥 먹었어? 뭐 먹었어?" 아마 딸하고 통화하는 모양인데, 이렇게 통화 내용까지 들으면서는 도저히 치료를 받을 수가 없었다. 제대로 치료받고 있지 못하다는 불안감을 넘어 한 개인으로서 무시당하는 느낌마저 들어 견딜 수가 없었다.

검사는 그렇다 치고 입원실에서는 좀 조용히 쉴 수 있기를 바랐는데, 이마저도 쉽지 않았다. 겨울이라 바람이 차가웠는데 용무를 마친 후 꼭 문을 열어놓고 가는 간호사들이 있었다. 온몸에 주렁주렁 주삿바늘을 꽂은 데다 아파서 움직일 수도 없으니 내가 직접 문을 닫을 수는 없고, 옆에 사람은 없고, 정말이지 너무나 짜증이 났다. 간호사는 불러도 대답 없고 찬바람만 쌩쌩 들어왔다. 여러 번 문 좀 잘 닫아달라고 부탁까지 했는데 늘 그렇게 가버리기 일쑤였다.

놀랍고 이해할 수 없는 일들은 입원하는 내내 계속되었다. 한번은 잠을 자는 중에 간호사가 들어와서는 사전에 말도 없이 발등에서 피를 뽑았다. 너무 놀라기도 하고 아프기도 해서 나도 모르게 "으악!" 하는 비명이 튀어나왔다. 그러자 간호사가 더 큰 목소리로 "움직이면 어떻게 해요. 가만히 계세요!" 하고 소리를 질렀다. 환자도 인권이 있는데 이럴 수는 없다고 혼자서 씩씩거렸으나 소용없는 일이었다.

환자 중심의 병원을 위하여

입원해 있는 동안 환자가 되어 병원 곳곳을 다녀보니 의사이던 때와는 다른 것들이 눈에 들어왔다. 의사 가운을 입고 보던 병원과 링거를 꽂은 채로 보는 병원은 전혀 다른 세계였다.

환자로 병실에 있어 보니 새벽에 느닷없이 들이닥쳐 형광등을 켜는 행동이 얼마나 폭력적인지 알게 되었고, 치료 중 잡담이 얼마나 신뢰감을 떨어뜨리는 일인지 알게 되었다. 또 피곤하고 무심한 의사의 태도가 얼마나 환자를 서운하고 힘들게 만드는지, 반대로 "더 필요한 것 없으세요?" 하고 먼저 물어봐주는 의사가 얼마나 고마운지도 알게 되었다. 더불어 환자의 입장에서 여러 타입의 의사를 만나보니 친절하게 대해준 의사들이 정말 고맙게 느껴졌다. 사람은 원래 힘들 때 잘해주면 절대 못 잊는 법이다.

사고로 몸을 다쳤는데, 몸보다 머릿속에 더 큰 변화가 생겼다. 흔히 종교에서 말하는 '거듭난다'는 게 이런 것인가 싶을 정도였다. 예전부터 나를 안 환자들 중에는 사고 후 내가 다른 사람처럼 보인다고 말하는 사람도 있다. 말하는 태도나 치료하는 자세 등 많은 면에서 달라졌다고 한다.

사고를 당하고 나니 환자들의 말이 전과 달리 내 귀에 쏙쏙 들어왔다. 어디가 얼마만큼 아픈지, 무엇이 불편한지 금방 이해가 되었다. 내가 직접 여러 의사들을 찾아다니며 치료를 받아보았기에 환자들이 무엇을 요구하는지, 어떤 치료가 필요한지 잘 알 수 있었다. 또 아픈 것이 얼마나 서럽고 힘든 일인지 알기에 환자의 고통을 해소하는 데 내 자존심 따위는 중요하지 않게 되었다. 그래서 치료할 때 내 전공이 아닌 다른 과의 도움이 필요하면 타 병원에서 도움을 받을 수 있도록 환자를 보내기도 했다. 내 전공 분야는 내가 치료하지만 비전공 분야의 치료도 해야 환자가 더욱 건강해질 수 있다고 생각했기 때문이다.

병원 경영에 있어서도 철저히 환자 중심으로 생각하게 되었다. 내가 경험한 것을 바탕으로 최대한 환자를 배려하도록 직원들을 교육했다. 환자가 누워 있는 입원실에서 함부로 불 켜지 않기, 병실 문은 꼭 닫고 다니기, 환자 이송 시 카트를 환자의 침대에 부딪치지 않도록 조심하기 등 사소한 듯하지만 결코 놓칠 수 없는 매너와 마음 자세를 주지시켰다. 모두 내가 환자가 되어 보지 않았다면 알 수 없었던 것들이다.

환자의 고통과 마음을 읽는 의사

나는 심하지는 않지만 레지던트 시절부터 쭉 허리디스크를 앓고 있다. 척추 전문의가 허리디스크라니 좀 이상하게 보일지 모르지만, 이처럼 누구나 겪을 수 있는 병이 바로 허리병이기도 하다.

우리나라의 모든 레지던트들이 그렇듯, 나도 당시에 업무량이 엄청나게 많았다. 아침에 눈을 뜨면 이후의 시간은 어떻게 흘러가는지 모를 정도로 이리저리 바쁘게 불려 다니며 일했다. 환자를 카트에서 수술대로 옮기는 일도 내 업무 가운데 하나였다.

무리하게 많은 일을 해서 유난히 힘들다고 느낀 어느 날, 보통 때처럼 한 환자를 들어 올렸는데, 한순간에 일이 벌어졌다. 디스크가 퍽 하고 터진 것을 느낀 것이다. 통증을 참으면서 CT 사진을 찍고 상태를 점검했다. 역시 예상한 대로 디스크가 터져 있었다.

상태는 좋지 않았지만, 수술은 하지 않기로 했다. 약을 먹고 버티면서 틈틈이 스트레칭하고 조심히 지내면 상태를 호전시킬 수 있으리라 믿었기 때문이다. 다행히 그 후 지금까지 통증 없이 잘 지내고 있다. 척추 건강을 위해 늘 바른 자세를 유지하도록 노력하고, 스트레칭과 체중 조절에 신경을 쓴 결과라고 생각한다.

내가 아파보고 치료해보았기에 척추 건강에 무엇이 중요한지 잘 안다. 또 환자들이 통증과 그로 인한 불편함을 호소할 때 무엇을 말하려고 하는지도 잘 안다. 물론 의사가 환자와 똑같이 아파보아야 더 잘 치료하고 더 좋은 의사가 되는 것은 아니겠지만, 환자와 소통과 공감이 더 잘 이루어지는 것은 분명하다.

　천재는 경험하지 않고도 직관으로 안다지만, 평범한 의사인 나는 환자의 입장이 되어 보고 나서야 많은 것을 알게 되었다. 이런 경험이 없었다면 아마도 환자의 고통과 상황에 대해 지금만큼 잘 알지 못했을 것이다.

　환자의 눈과 마음으로 의사인 나를 되돌아보고 병원의 시스템을 관조할 수 있었던 것은 내게 큰 행운이었다. 그것이 나를 예전보다 더 넓은 시야를 가진 의사가 되도록 해주었기 때문이다. 그래서 가끔은 그런 생각도 한다. 내가 겪은 그날의 사고는 어쩌면 의사로서 한 단계 더 성숙하라고 만들어준 '신의 선물' 같은 게 아니었을까 하는.

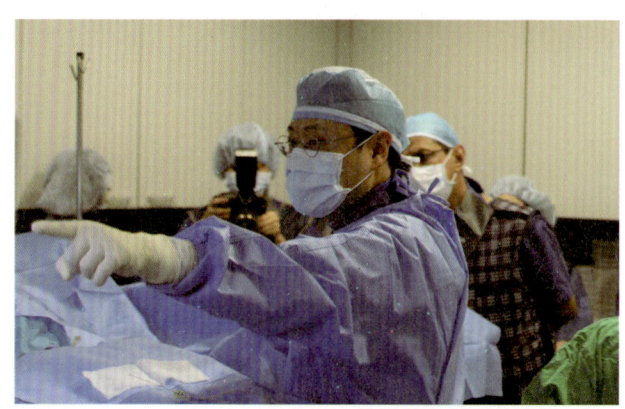

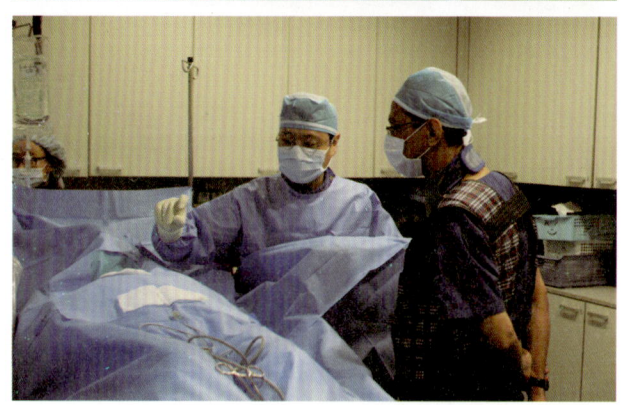

외과 의사에게 필요한 섬세한 의학 기술과 이해력으로, 통증으로 힘들어하는 많은 척추질환자들을 치료해온 김도형 원장. 다른 나라에서 온 의사들에게 다양한 비수술 치료법을 교육시키는 일도 병행하고 있다

의사를 성장시키는 것은 환자다

진료를 하다 보면 어떻게 치료를 해야 할지 분명하게 답이 나오는 환자가 있는가 하면, 어떻게 치료해야 할지 깊은 고민이 필요한 환자도 있다.

86세 된 할머니 한 분이 치료를 받으러 오셨다. 젊을 때 허리와 무릎 수술을 받은 적이 있고, 디스크와 척추관 협착이 아주 심해서 다른 병원에서 오랫동안 치료를 받아왔다고 했다.

진찰을 해보니 척추질환 외에도 전반적인 건강 상태가 너무나 좋지 않았다. 일단 심한 비만으로 몸에 근육이 하나도 없고 지방만 있었다. 관절과 척추가 안 좋으니 하루 종일 누워만 있었고, 그래서 더욱 살이 쪄 건강이 나빠지는 악순환이 이어지고 있었다. 척추질환을 고치려면 살을 빼는 게 우선이었지만, 극도로 쇠약해진 할머니께 체중 조절을 먼저 권할 수는 없었다.

할머니께서 내게 바란 것은 단 하나, 온몸이 끊어질 듯 아픈 고통에서 구해달라는 것이었다. 그래서 통증을 가라앉히기 위해 주사를 놔드렸는데, 그날 집에 돌아가서는 정말 편히 주무셨나 보다. 그 후 한 달에 한 번 병원에 오실 때마다 주사를 놔달라고 하셨다.

"내가 선생님한테 주사만 맞고 가면 한 달이 행복해요. 나를 안 아프게 해주어서 얼마나 고마운지 몰라."

그러면서 오실 때마다 작고 예쁜 상자를 하나씩 주셨다. 젊은 시절 전 세계를 누비며 여행을 다닐 때 모은 약상자라고 했다. 모르는 사람이 보면 약상자가 아니라 보석상자라고 생각할 정도로 화려한 상자들이었다. 이 상자들은 지금도 내 진료실 책장에 줄지어 서 있다.

할머니는 처음에는 한 달에 한 번 주사를 맞으러 오시더니 점점 방문 간격이 짧아졌다. 2주에 한 번, 10일에 한 번, 일주일에 한 번, 그러더니 나중에는 거의 2일에 한 번, 심할 때는 매일 병원에 와서 주사를 놔달라고 조르셨다. 아무리 통증이 심해도 주사 치료를 너무 많이 하면 안 되겠기에 보호자에게만 알리고 할머니 몰래 생리식염수로 대체하거나, 약을 넣는 시늉만 하기도 했다. 주사를 맞는 일이 할머니께 위안이 된다니 이렇게라도 해드리는 게 낫겠다고 생각한 것이다.

할머니는 3년간 꾸준히 우리 병원에 와서 주사를 맞고 가셨다. 그리고 잠시 병원에 뜸하다가 다시 오셨는데, 진료실에 들어선 할머니를 보고 순간 다른 사람인 줄 알았다. 몸이 아파도 늘 당당하고 목소리도

카랑카랑한 분이셨는데, 그날은 목소리에 힘이 하나도 없고 기력도 현저하게 떨어져 있었다. 할머니는 온몸이 안 아픈 데가 없다며 목, 등, 허리, 무릎 등 몸 전체에 주사를 놔달라고 하셨다. 하루아침에 기운이 다 빠진 할머니가 안쓰러워서 긴 시간을 들여 정성껏 치료했다. 치료를 다 받으신 할머니는 펑펑 눈물을 흘리며 내 손을 잡고 고맙다고 말씀하셨다.

"그동안 너무 고마웠어요. 자식들도 다 외국에 있고 내 옆에 아무도 없는데, 나한테 제일 잘해주었어요. 죽어서도 은혜 잊지 않을게요."

"무슨 말씀이세요? 2주 후에도 오시고 한 달 후에도 오셔서 치료받으셔야죠."

그렇게 하고 그날은 집에 가셨는데, 며칠 후 할머니 약을 받으러 온 간병인에게 충격적인 얘기를 들었다. 집에 돌아가신 그날 저녁부터 갑자기 사람을 못 알아보더니 그 다음 날부터 치매에 걸려 누워만 계신다는 것이다. 그날 내 손을 붙들고 하신 말씀이 거의 마지막 말씀이었다는 말도 했다. 너무 마음이 아팠다. 돌아가신 내 할머니 생각도 나고, 마지막에 더 잘해 드리지 못한 게 마음에 걸렸다.

무엇이 최선을 다한 치료일까

나중에 생각해보니 인대강화주사를 놔주는 일 외에 의사로서 내가 무엇을 했던가 싶다. 의사 입장에서는 제대로 치료해볼 기회도 없이 인대강화주사만 놓는 일처럼 답답하고 안타까운 일은 없다. 할머니는 디스크와 협착 증세가 심해 이미 수술 시기를 놓친 상태였고, 당뇨와 고혈압, 신장병 외에 여러 내과 질환으로 많은 약을 복용하고 있어서 새로운 약을 더 처방하기도 조심스러웠다. 약에 대한 내성이 점점 높아져 나중에는 모든 약이 다 듣지 않을까봐 우려되기도 했다.

한마디로 그 할머니는 내게 가장 어렵고 힘든 환자였다. 내가 써볼 수 있는 치료법이 거의 없고, 여러 질환이 중첩되어 치료 부담이 많으며, 통증은 심한 환자.

나는 할머니가 오실 때마다 어떻게 하면 몸에 부담이 덜 가게 하면서 통증을 줄일 수 있을까 고민했다. 그렇게 해도 처방이 크게 달라지는 것은 없었지만, 비슷한 처방을 내리면서도 늘 고심했다.

할머니는 치료를 잘 따라주어서 주사 외에 약도 처방대로 잘 드셨다. 평소 자식 없이 외롭게 지내신다는 말씀을 듣고 돌아가신 할머니가 생각나서 더 열심히 치료해 드렸는데, 그런 나를 할머니는 무조건적으로 신뢰하고 따라주셨다.

어떨 때는 환자의 마음을 위로하는 것이 가장 중요한 치료가 아닐까 하는 생각이 들기도 한다. 진료 시간에 몸이 아픈 얘기를 하다가 힘들고 속상한 개인사를 털어놓고 우는 환자들이 있다. 그런데 신기하게도 그렇게 울고 나면 아픈 게 싹 낫는 것 같다고들 한다. 몸의 치료에서 마음이 얼마나 중요한지 깨닫게 해주는 사례이다.

할머니가 치료를 받고 가신 날은 저녁 늦게까지 남아 노인성 질환들에 대한 여러 책들을 들여다보고, 퇴행성디스크와 협착증의 다양한 치료 사례들을 찾아보곤 했다. 노화란 무엇인지, 노화를 막는 데에는 어떤 방법들이 있는지 궁금해져 항노화학회에 참석하기도 했다. 이렇게까지 노력해도 할머니의 치료에 직접적인 도움이 되지는 못했다. 다만, 이때 열심히 공부하고 치료해본 경험으로 다른 노인 환자들을 전보다 잘 치료할 수 있었다.

어제보다 나은 의사가 되기 위하여

치료가 잘된 환자, 예후가 좋은 환자들은 의사에게 기쁨과 보람을 준다. 아프던 사람이 나의 치료로 건강해진 것만큼 의사에게 기분 좋은 일은 없다. 완쾌한 환자들이 고맙다고 하는데, 치료를 잘 따라주어서 오히려 내가 고맙다는 말을 하고 싶을 때가 많다. 반면, 치료하기 어려운 환자들을 만나 병을 고쳐주지 못하면 미안한 마음이 든다. 그런데 이 할머니처럼 치료가 어렵고, 치료 과정에서 해줄 것이 없어 괴롭게 한 환자들은 의사를 더 크게 성장시키는 면이 있다. 치료하기 어렵고 까다로운 환자일수록 더 많은 공부를 하게 만들고, 더 많은 고민과 연구를 하게 만들기 때문이다. 내가 알고 있던 의학 지식과 기술의 부족함을 깨달아 겸손하게 해주고, 더욱 분발하게 만든다.

단, 진심으로 치료하고자 했을 때에만 그런 깨달음과 성장이 가능하다는 것을 나는 경험을 통해 알고 있다.

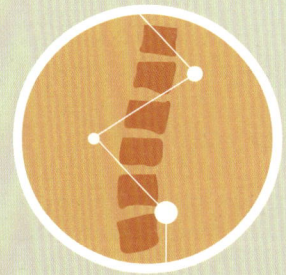

100세까지 88하게! _____

Part 03

온 가족 건강은 척추에서 비롯된다

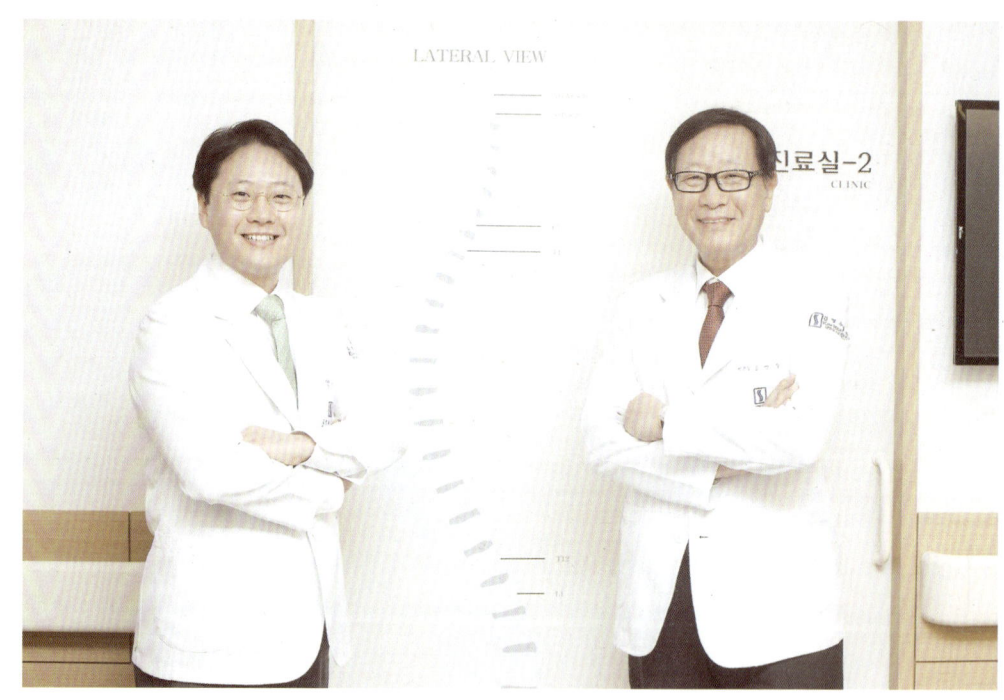

우리 몸의 대들보, 척추

척추는 집의 대들보와 같다. 대들보가 지붕을 떠받치고 기둥을 바로 잡아서 중심을 잡아주듯이, 우리 몸에서는 척추가 머리를 떠받치면서 몸의 중심을 잡고 있다.

33개의 마디로 이루어진 척추

척추뼈는 목에서부터 엉덩이까지 길게 뻗어 있다. 총 33개의 마디로 이루어져 있는데, 그중 경추(목뼈)가 7개, 흉추(등뼈)가 12개, 요추(허리뼈)가 5개, 천추(엉치척추뼈)가 5개, 미추(꼬리뼈)가 4개이다.

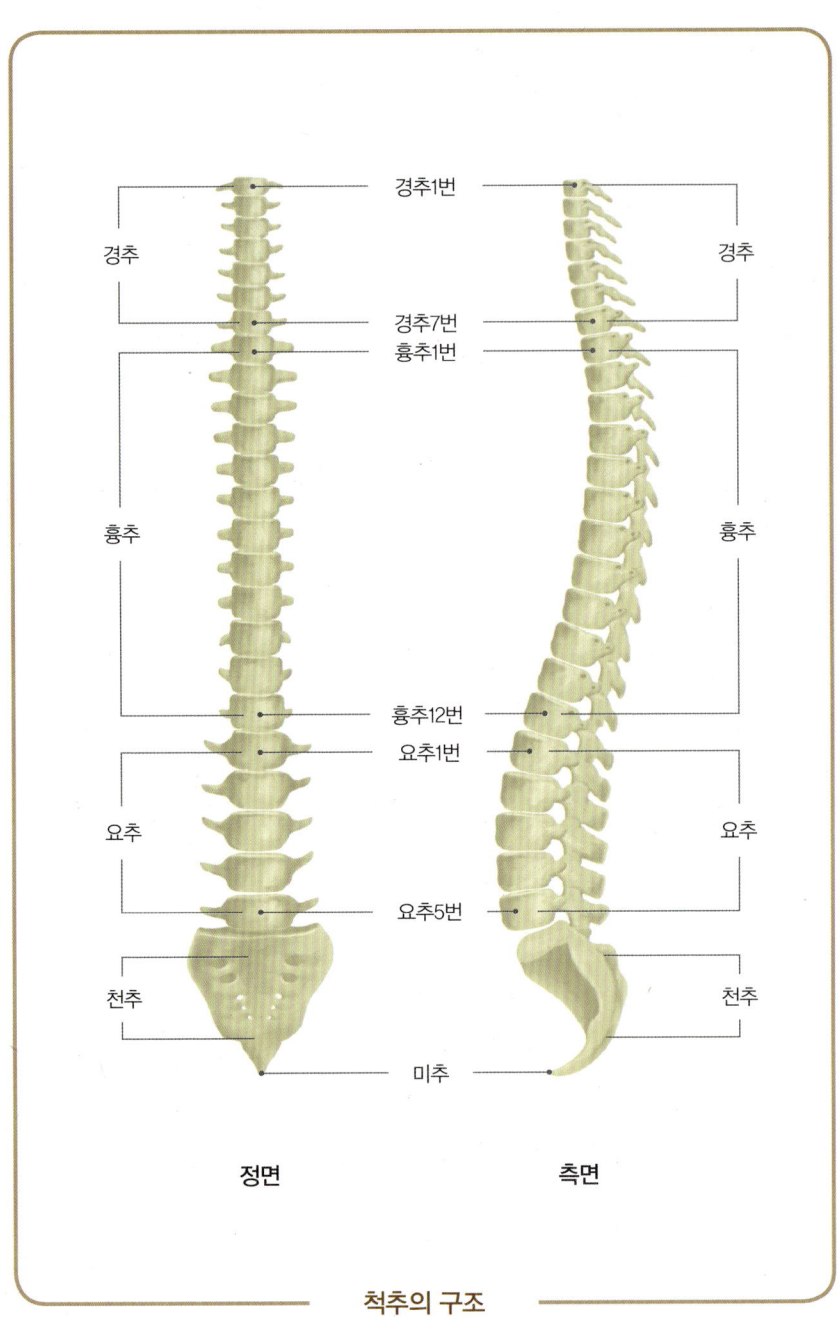

척추의 구조

경추는 머리를 받치는 뼈로서, 경추1번은 머리를 받치기에 좋도록 크고 평평하게 생겼으며 경추2번은 목을 좌우로 회전할 수 있게 되어 있다. 흉추는 갈비뼈와 연결되어 움직임이 적은 편인데, 덕분에 갈비뼈 안쪽의 장기를 보호하기에 유리하다. 요추는 척추의 아래쪽에 위치한 뼈로, 가장 많은 압력을 받는다. 그래서 가장 빈번하게 손상을 입는 부위이기도 하다. 천추는 5개의 마디로 이루어져 있지만 단단히 뭉쳐 있어 하나의 뼈처럼 보인다. 움직임은 없고, 양옆에 붙어 있는 넓은 장골과 함께 골반뼈를 이루고 있으며, 몸 전체의 균형을 잡는 데 중요한 역할을 한다.

충격을 완화해주는 쿠션, 디스크

좋은 자동차를 타면 울퉁불퉁한 비포장도로를 달려도 그 충격이 차 안으로 전해지지 않는다. 자동차 안의 스프링 시스템이 충격을 흡수하기 때문이다. 차에 스프링 시스템이 없다면 차 안의 물건은 다 깨지고 사람도 다치게 될 것이다.

사람의 척추에도 자동차의 스프링 시스템 같은 것이 있는데, '디스크^{Disk}'가 그것이다. 척추의 마디와 마디 사이에는 디스크라고 하는 물렁뼈가 있어 척추에 가해지는 충격을 완화해준다. 만일 디스크가 없어서 딱딱한 뼈가 서로 부딪치게 된다면, 뼈는 물론이고 몸 전체에 엄청난 충격이 가해질 것이다. 특히 디스크 안쪽에는 '수핵'이라고 하는 젤

리처럼 생긴 말랑말랑한 단백질이 들어 있어서 이것이 쿠션처럼 충격을 완화시킨다. 수핵의 바깥쪽은 섬유륜이 둘러싸고 있어 웬만한 충격이 가해져도 수핵이 밖으로 터져 나오지 않도록 보호해준다.

디스크가 없는 척추 마디도 있다. 목을 좌우로 회전하게 하는 경추 1번과 2번 사이(여기에는 디스크 대신에 회전판과 회전축이 있다), 하나의 뼈처럼 뭉쳐진 천추와 미추가 그렇다.

척추의 신경줄기, 척수

척추를 단면으로 잘라서 보면 앞쪽 뼈와 뒤쪽 뼈가 단단히 연결되어 있고, 그 사이에 구멍이 나 있다. 이 구멍으로는 뇌에서부터 허리까지 거대한 신경줄기가 지나가는데, 이것을 '척수'라고 한다. 그리고 척수가 지나는 통로를 '척추관'이라고 한다.

척추가 우리 몸에서 중요한 진짜 이유는 척수가 있기 때문이다. 척수는 우리 몸 구석구석에 뻗어 있는 신경들을 이어주는 중추신경으로, 다치면 전신이 마비된다. 중추의 시작점인 목뼈를 다치면 전신이 마비되고, 허리뼈를 다치면 하반신이 마비된다. 척수가 온전하지 않으면 인간으로서 기본적인 활동을 할 수 없다.

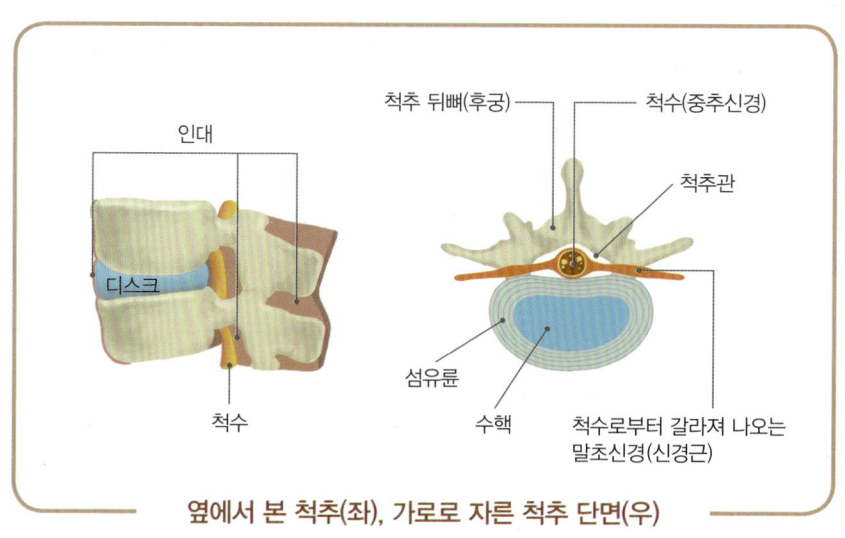

옆에서 본 척추(좌), 가로로 자른 척추 단면(우)

척추를 단단히 묶어주는 밧줄, 인대와 근육

천막을 쳐본 사람은 알 것이다. 천막을 지탱하기 위해 기둥을 세워 놔도 이것을 단단하게 묶어주는 밧줄이 없으면 작은 충격에도 쉽게 골조가 무너진다는 것을. 반면, 골조가 좀 부실해도 옆에서 밧줄로 단단하게 묶어놓으면 제법 오랫동안 유지할 수 있다.

우리 몸의 대들보가 척추라면, 그것이 흔들리지 않도록 묶어주는 밧줄의 역할을 하는 것이 인대와 근육이다. 따라서 척추가 좀 약해도 그것을 감싸고 있는 인대와 근육이 튼튼하면 얼마든지 척추 건강을 유지할 수 있다.

인대는 척추의 마디를 연결하는 결합조직으로, 그 사이에 있는 관절을 안전하게 보호해준다. 인대가 척추를 단단히 고정하면 디스크에 가해지는 부담도 줄어들어 자연스럽게 허리 힘을 강화할 수 있다. 또한 근육은 척추를 둘러싸고 있는데, 운동을 통해 근력을 키우면 뼈에 주어지는 압력이나 부담을 분산시키는 효과가 있다.

척추의 S라인에는 비밀이 있다

 인간은 두 발로 직립보행을 하게 되면서 다양한 혜택을 누리게 되었지만, 다른 동물들에 비해 척추에 큰 부담을 안게 되었다. 네 발로 걸으면 몸의 무게를 척추와 네 다리에 나누어 실을 수 있지만, 두 발로 걸으면 오로지 척추의 힘으로 견뎌내야 한다. 이런 경우에 척추의 아래쪽에 위치한 허리뼈는 위에서 내리누르는 체중을 모두 감당하게 된다.

 불안정한 뼈마디들에 의지한 채 하루 종일 걷고, 뛰고, 무거운 물건을 들어 올리기도 하는 인체를 떠올리면 위태로워 보이기도 한다. 그러나 척추는 부러지거나 꺾이지 않고 전후좌우로 부드럽게 움직이며 흐트러짐 없이 유지된다. 과연 그 비밀은 무엇일까?

척추를 자세히 들여다보면 그 정교함과 안정적인 설계에 감탄할 수밖에 없다. 먼저 위에서 아래로 내려갈수록 뼈마디가 커지는 구조라 체중과 충격을 잘 견딜 수 있다. 그리고 또 다른 중요한 비밀은 척추의 S라인에서 찾을 수 있다. 척추가 온몸의 무게를 견디며 그 많은 일들을 하고도 우리 몸을 지탱할 수 있는 것은, 몸에 주어지는 무게와 충격을 감당할 수 있도록 설계된 S라인 구조이기 때문이다.

척추 미인의 조건

잘록한 허리, 풍만한 가슴과 골반으로 이루어진 S라인 몸매는 많은 여성들이 꿈꾸는 이상적인 체형이다. 여자라면 누구나 S라인 몸매를 원하며, 이를 위해 열심히 운동하고 다이어트한다. 그런데 이 같은 몸매는 척추 건강의 측면에서 보면 어떨까?

결론부터 말하면 건강한 척추도 S라인이라는 점에서는 같지만, 젊은 여성들이 선호하는 S라인과는 차이가 있다.

건강한 척추는 앞이나 뒤에서 보면 곧은 일자이다. 그러나 옆에서 보면 목뼈는 C자 형으로 앞쪽으로 약간 볼록하고, 등뼈는 뒤쪽으로 볼록하며, 허리뼈는 다시 앞쪽으로 볼록하다. 즉, 전체적으로 완만한 S자 형으로 되어 있다. 이런 모양은 척추 전체가 하나의 스프링처럼 탄력성을 높여 몸에 가해지는 충격을 흡수하고 분산시키는 데 도움이 된다. 만일 척추가 S자가 아닌 일자로 되어 있다면 척추의 각 마디에 가해지는 압력과 충격이 온몸에 그대로 전해져 움직일 때마다 엄청난 충격과 통증을 느낄 것이다.

사실 엄마 배 속에서 막 태어난 아기의 척추는 S자가 아니라 C자(허리 쪽에서 부드럽게 휘어진 모양)이다. 이후 네 발로 기고, 걸음마를 하고, 직립보행을 하면서 점점 S라인으로 변해간다. 이렇게 만들어진 S라인 척추는 어른이 되어 어떤 자세로 어떻게 생활하느냐에 따라 또 조금씩 달라진다. 허리에 부담을 주는 동작을 지속적으로 취하면 그에 맞게 서서히 변해갈 것이다. 고개를 쑥 내민 채 컴퓨터를 오래 들여다보는 사람이라면 앞으로 구부정한 척추를 갖게 될 것이고, 옆으로 삐딱하게 앉아 버릇하는 사람은 옆으로 척추가 휘어질 것이다.

거리에 나가면 아름다운 각선미를 위해 하이힐을 신은 여성들을 많이 볼 수 있다. 하이힐은 몸매의 굴곡을 극명하게 해주고, 다리를 길어 보이게 하기 때문에 여성들이 즐겨 신는다. 그런데 그처럼 굽 높은 신발을 신으면 뒤꿈치가 들려 무게중심이 앞으로 쏠릴 수밖에 없다. 그러면 자연히 골반도 앞으로 쏠리고, 이에 대한 균형을 잡기 위해 상체를 뒤로 젖히게 된다. 이런 자세를 오래 유지하면 척추의 자연스러운 S자 곡선이 무너진다.

그런가 하면, 모델처럼 과도하게 허리에 힘을 주거나 가슴을 내민 채로 오랫동안 있어도 허리뼈가 점점 앞으로 밀리게 되어 척추가 비정상적으로 변하게 된다. 또 한쪽으로만 다리를 꼬고 앉는 습관도 척추 변형을 가져온다.

결론적으로 자연스럽게 형성된 S자 곡선은 우리 몸의 충격을 흡수하고 분산시켜 척추를 보호해주지만, 잘못된 생활습관으로 그 곡선이 흐트러지면 척추 건강에 큰 위험을 가져올 수 있다.

임산부의 경우를 보아도 알 수 있다. 척추에 전혀 문제가 없던 사람도 임신을 하면 허리 통증을 호소하는 경우가 많다. 임신으로 배가 나오면 허리뼈가 지나치게 앞으로 밀리면서 심한 S라인이 되기 때문이다. 비만이 요통의 주요 원인이 되는 것도 마찬가지다. 이런 경우에는 다이어트만 제대로 해도 통증이 말끔히 사라진다.

이렇듯 허리뼈가 앞으로 밀리면 허리뿐 아니라 척추 전체가 뒤틀리게 되고, 척추가 뒤틀리면 다른 뼈까지 변형된다. 척추는 어느 한쪽이 바르지 않으면 그것을 보상하려는 쪽으로 움직이기 때문이다. 척추가 우리 몸의 대들보이고, 대들보가 반듯해야 몸 전체가 건강하다고 하는 것은 이런 의미이다.

몸의 S라인보다는 척추의 S라인을 만드는 것이 훨씬 중요하다.

점점 늘어나고 있는 일자목과 일자허리

척추의 과도한 굴곡도 바람직하지 않지만, 척추의 곡선이 아예 사라져 일자를 이루는 것도 피해야 한다.

먼저 목부터 생각해보자. 목뼈는 7개의 뼈로 이루어져 있으며, 머리의 무게를 지탱하고 외부의 충격을 완화하려면 자연스런 커브가 있는 C자 형이어야 한다. 그런데 C자가 아니라 일자로 변형된 목이 있는데,

이것을 '일자목'이라 한다. 일자목보다 아래로 더 처진 상태는 '거북목'이라고 칭한다.

일자목과 거북목은 외부에서 가해지는 충격이나 무게를 그대로 척추에 전달하기 때문에 다양한 척추질환을 유발한다. 일자목인 사람은 대부분 등이 구부정한데, 굽은 등은 어깨를 안으로 굽게 하고 허리뼈의 커브를 변형시켜 '일자허리'가 되게 만든다.

최근에는 일자목과 거북목 증후군으로 고생하는 사람이 유난히 많아졌다. 아마도 달라진 생활 환경 때문일 것이다. 밖에 나가서 온몸을 움직여 일하고 놀던 시절에는 이런 질환을 걱정할 일이 없었으나 하루 종일 나쁜 자세로 앉아 지내는 시간이 많아지면서 문제가 발생하기 시작했다.

만약 지금 목이 아프거나 불편하다면 자신의 하루 일과를 돌아보자. 집에서든, 사무실에서든, 밖에서든 앉아 있는 시간이 꽤 많다는 것을 알게 될 것이다. 그렇게 많은 시간을 앉아 지내는 동안 우리의 자

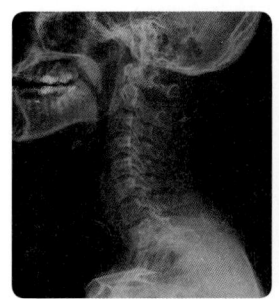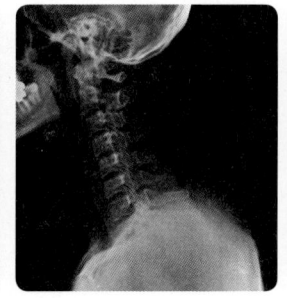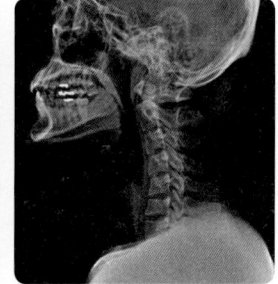

정상적인 목(좌)과 일자목(중앙), 거북목(우)

세는 어떨까? 대부분 등을 기대고 구부정하게 앉은 채 목을 앞으로 쭉 내미는 자세가 많을 것이다. 이렇게 구부정하게 앉은 자세는 등뼈(흉추)가 뒤로 밀리게 만들며, 등뼈가 뒤로 밀리면 그에 대한 보상으로 목과 어깨가 직접적으로 무게를 받게 된다. 그리고 그런 상태에서 고개를 세우다 보니 자연히 거북목 상태가 된다. 일자목과 거북목은 좋지 않은 자세로 오랫동안 앉아 있어서 발생한다.

그런가 하면 최근 우리 병원을 찾는 사람들 중에 일자허리인 경우가 5년 전에 비해 2~3배가량 늘었다. 일자허리는 등이 쭉 펴 있어 자세가 좋아 보이지만, 실은 여러 가지 척추질환과 통증을 유발한다. 특히 중년의 사무직에서 많이 나타나는데, 대부분 오랫동안 앉아서 일해 왔다는 공통점이 있다.

장시간 의자에 앉아 있으면 엉덩이와 허벅지 근육이 약해져 척추를 잘 받치지 못하게 된다. 그 상태로 시간이 지나면 중심을 잡기 위해 목

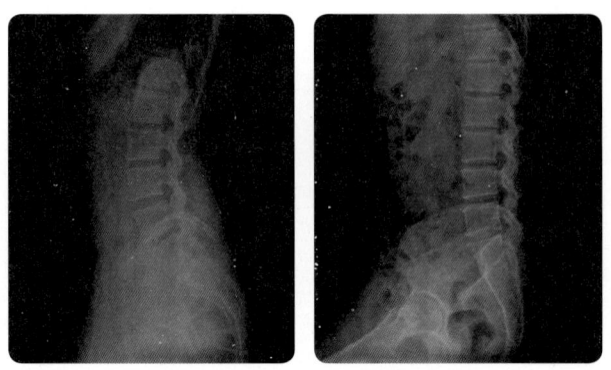

정상적인 허리(좌)와 일자허리(우)

은 점점 앞으로 나오고, 엉덩이는 뒤로 빠지는 모양이 된다. 결국 척추의 본래 형태가 아니라 반대 방향의 곡선이 만들어지고, 이로써 허리 통증은 물론 골반까지 틀어져서 몸 전체의 균형이 깨지게 된다.

간혹 선천적으로 특이한 체형을 타고나는 사람도 있지만, 대부분의 근골격계 질환은 다치지 않는 이상 자신이 만들고 키우는 병이다. 오랫동안 잘못된 자세로 지내온 결과이지 감기나 독감처럼 내 몸으로 들어온 병이 아닌 것이다. 따라서 척추질환을 예방하려면 바른 자세로 앉거나 걷는 일이 기본이 되어야 한다.

물론 바른 자세를 유지한다는 것은 생각보다 쉽지 않다. 척추가 휘어지면 더더욱 힘들다. 바른 자세로 앉아 있으려고 해도 골반이 틀어지고 어깨 높이가 달라 똑바로 앉아 있기가 힘들기 때문이다.

하지만 조금만 더 신경을 쓰고 노력하면 일자목과 일자허리를 예방하거나 완화할 수 있다. 평소 바른 자세를 유지하도록 의식하고, 장시간 같은 자세로 있어야 할 때는 1시간에 한 번씩 가벼운 스트레칭을 하면 척추가 휘는 증상을 예방할 수 있다.

척추 건강에서 가장 중요한 것은 아름다운 S라인 척추를 갖는 일이다. 이를 방해하는 생활습관과 자세에서 벗어나기 위한 결단이 필요하다.

척추질환은 나이 순이 아니다

병원 근처에 중고등학교가 있어서 학생들을 볼 기회가 많은데, 간혹 구부정한 모습으로 걷거나 삐딱한 자세로 벤치에 앉아 있는 모습을 보면 그 앞에 가서 잘못된 점을 말해주고 싶은 마음이 든다.

"그렇게 스마트폰을 내려다보면 안 돼요."

"척추측만이 심하지만, 치료하면 좋아지겠어요."

"학생은 고개가 앞으로 나온 게 벌써 거북목 상태가 되었네. 빨리 병원에 가보세요."

그런데 요즘 들어 직업의식을 발동케 하는 학생들이 점점 더 늘고 있어 걱정이다. 예전에는 척추를 비롯한 근골격계 질환은 나이가 들면 어쩔 수 없이 갖게 되는 병으로 여겼다. 그래서 젊은 사람들은 허리병을 자신과 거리가 먼 남의 이야기로만 생각했다. 하지만 지금은 상황이 달라졌다. 나이 든 사람들보다 젊은 사람들의 뼈가 더 빠르게 노화되어 치료를 받아야 하는 일이 많아졌다.

학교에 있든, 직장에 있든 아니면 군대에 있든 요즘의 10, 20대는 예전의 그 또래에 비해 체력적으로 약하다. 오히려 잘 관리한 50대가 더 건강하고 젊은 경우도 많다. 왜 이렇게 되었을까?

허리 건강을 위협하는 요인들

지금의 중장년층은 어렸을 때 놀고 싶으면, 일단 밖으로 나갔다. 방과 후 시간이 나면 골목에서 공을 찼고, 방학에는 산으로 잠자리나 개구리를 잡으러 돌아다녔다. 그런데 요즘 초등학생들에게 자유 시간을 주면 대부분 컴퓨터나 스마트폰을 들여다보며 앉아 있다. 운동을 하려면 마땅한 공간이 없어 돈을 내고 축구 교실에라도 가야 한다. 20대가 되어도 별다를 게 없다. PC방에 가서 게임을 하거나 카페에 가서 커피를 마신다. 마주 앉아 있어도 각자 SNS에 빠져 있다.

컴퓨터나 스마트폰만 들여다보는 생활은 척추를 비정상적으로 휘어지게 만들 뿐 아니라 골다공증도 유발한다는 것을 알아야 한다. 젊어서 걷지 않은 사람은 나이 들어 100% 골다공증이 온다.

요즘에는 젊은 골다공증 환자가 너무나 많다. 대개 운동 부족과 잘못된 식습관에서 연유한다. 커피와 빵을 주식으로 먹거나, 하루도 안

거르고 즉석식품을 섭취하거나, 과자를 입에 달고 사는 식습관은 약해진 뼈를 더욱 약하게 만든다.

골다공증이 심하면 뼛속이 스펀지처럼 구멍이 숭숭 뚫려 작은 충격에도 쉽게 뼈가 부스러진다. 그래서 겉보기에는 키도 크고 건장한 젊은이들이 스키를 타다가 넘어지면 그대로 뼈가 부서져 고생하는 일이 생기는 것이다. 몸집은 커졌지만 속은 텅 빈 강정과 같다고 할까?

그러면 20대보다 뼈가 단단하고 강한 50대는 어떻게 건강을 관리했을까? 이런 분들의 얘기를 들어보면 어릴 때 매일 10리를 걸어 등교했고, 몸을 부지런히 움직였으며, 성인이 되어서도 몸 쓰는 일을 마다하지 않는 경우가 많다. 그렇게 해서 자연스럽게 근력을 키워온 것이다. 지금도 꾸준히 운동하면서 20대 못지않은 몸매와 체력을 자랑한다.

척추질환은 하루아침에 생기는 병이 아니다. 10대부터 반복한 잘못된 생활습관과 자세가 굳어져 숨어 있다가 나이가 든 후 비로소 드러나는 것뿐이다. 과거에는 특별한 사고를 당하지 않는 한 20대나 30대에 별 문제 없이 잘 지내는 게 당연했으나, 지금은 20, 30대 디스크 환자가 너무나 흔하다. 지금의 환경이 건강한 척추를 가질 수 없게 만들기 때문이다. 따라서 10대를 어떻게 보냈느냐에 따라 20대의 척추 건강은 많이 달라질 수 있다. 또한 20대와 30대의 생활은 40대 이후의 척추 건강에 영향을 준다.

빨간불 켜진 청소년의 척추 건강

척추질환으로 병원을 찾는 환자의 나이가 점점 어려지고 있다. 우리가 수술한 디스크 환자 중에는 14세 중학생도 있었다. 그 학생은 특별히 무거운 것을 들지도 않았고 힘든 일을 하지도 않았는데 갑자기 디스크가 터져 수술을 받아야 했다. 어린 나이라 회복이 빨라서 곧 일상에 적응하기는 했지만, 앞으로 살아야 할 날들을 생각하면 10대 초반에 그런 큰 수술을 한 것은 안타까운 일이 아닐 수 없다. 이런 정도까지는 아니더라도 요즘 10대 청소년들의 척추 건강은 매우 걱정스러운 상황이다.

디스크 환자의 수만 보아도 과거에 비해 엄청나게 증가했다. 1973년과 2002년에 우리나라 디스크 환자에 대한 논문을 쓰면서 통계를 낸 적이 있는데, 10대 디스크 환자만 놓고 비교해보아도 어떤 변화가 있었는지 확실히 알 수 있다.

1973년에는 전체 디스크 환자 1,353명 가운데 55명, 즉 4.2%가 10대였다. 2002년에는 3,000명 가운데 423명, 즉 14.1%였다. 30년 만에 10대 디스크 환자가 3배 이상 증가한 것이다. 그리고 10년이 지났다. 2002년보다 더 나빠졌으리라는 것은 어렵지 않게 예측할 수 있다.

시간이 갈수록 10대 청소년들의 척추가 약해지는 원인은 무엇일까? 그 이유는 다음의 네 가지로 추려볼 수 있다.

첫째, 하루 종일 앉아 있어야 하는 생활 환경이 문제이다. 의자에 앉아 있는 자세는 허리를 가장 혹사시키는 나쁜 자세이다. 앉아 있으면 허리에 2~2.5배의 힘이 들어간다. 몸무게가 60kg이라면 120~150kg의 힘이 허리를 짓누르고 있는 셈이다.

현재 우리나라 10대들의 생활은 어떤가? 잠자는 시간을 뺀 나머지 15시간을 거의 학교와 학원의 책상 앞에서 앉아 지낸다. 150kg의 무게가 매일 15시간 동안 허리를 짓누르니 약해질 수밖에 없다.

둘째, 불량한 자세도 문제이다. 집에서나 학교에서나 반듯하게 앉아 있는 아이들은 거의 없다. 옆으로 삐딱하게 앉거나, 등과 목을 구부린 자세로 앉아 있는 경우가 많다. 이런 자세는 바른 자세보다 몇배 더 허리를 혹사시킨다. 몸에 맞지 않는 책상과 의자가 나쁜 자세를 부추기기도 한다.

셋째, 운동 부족이다. 책상 앞에 있는 시간이 많으니 운동할 시간이 부족한 것은 당연하다. 운동을 하지 않으면 척추에 신선한 산소와 피가 공급되지 못하여 척추가 더욱 약해진다.

넷째, 비만도 척추 건강을 악화시킨다. 복부 비만은 허리 부담을 가중시켜 척추질환을 유발하는 중요한 요인이 된다. 사실 하루 종일 공부하고 돌아와 밤늦게 야식을 먹고 자는데 살이 찌지 않는다면 그게 오히려 이상한 일이다. 그럼에도 불구하고 척추를 생각한다면 비만이 되지 않도록 신경을 써야 한다.

운동, 척추 건강을 지키는 1순위

10대의 척추 건강을 저해하는 요인들을 말하고 보니, 어른으로서 참 무책임하다는 생각이 든다. 공부에 열중하라 해놓고는 '하루 종일 책상 앞에 앉아 있지 마라', '틈틈이 운동해라' 하는 것과 같다. 또 밤늦게까지 학원을 보내고는 '살찌니 밤늦게 간식 먹지 말아라', '인스턴트 음식 먹지 말아라' 하며 잔소리하는 것과 매한가지다.

아이들의 척추 건강을 위해 적어도 이것 한 가지만은 지켜졌으면 좋겠다. 학교에서 운동할 시간을 반드시 만들어주는 것이다. 체육 시간을 늘리거나, 아니면 예전처럼 점심시간을 이용해 국민체조를 하거나, 아침 시간을 이용해 운동장 걷기를 하는 것이다. 생각을 조금 더 나누면 다양한 방법이 더 많이 있을 것이다.

척추 건강의 책임을 아이들에게만 맡기는 것은 포기하는 것이나 다름없다. 학교와 사회가 나서서 아이들에게 운동할 시간을 만들어주어야 한다. 이것이 가장 적은 비용으로 가장 확실하게 청소년의 척추 건강을 지키는 방법이다.

아이는 부모의 자세와 습관을 배운다

청소년기의 척추질환은 학업의 효율이나 성장의 면에서 중요하고, 평생의 척추 건강에도 영향을 주므로 반드시 치료해야 한다.

그런데 척추측만이나 거북목 증후군 등으로 치료받기 위해 병원에 온 청소년과 부모를 보면 척추 상태가 매우 비슷한 것을 발견하게 된다. 촬영을 해보면 치료받기 위해 온 아이보다 부모의 척추가 더 휘어져 있는 경우도 많다.

아이들은 알게 모르게 부모를 참으로 많이 닮는다. 아이의 척추가 옆으로 휘어 있으면 엄마도 비슷하게 휘어 있고, 아이가 거북목이면 아빠도 그런 경우가 많다. 이것은 부모와 자녀가 같은 공간에서 비슷한 습관과 자세로 살기 때문이다.

아이의 자세가 좋지 않다면 부모부터 자신이 평소 어떻게 생활하는지 돌아볼 필요가 있다. 아이 눈에 어떤 모습으로 비추어지는지 생각해보면 원인을 찾을 수 있어서다. 소파에 비스듬하게 누워 TV를 보거나 장시간 컴퓨터 앞에 구부정한 자세로 앉아 있는 모습, 엎드려 신문이나 책을 읽거나 다리를 꼬고 앉는 습관 등 부모의 일상을 아이는 알게 모르게 배운다. 이런 자신의 모습을 모르고 아이만 나무랄 일이 아니다.

　자녀의 치료를 위해 병원에 온 부모들에게 '아이를 고치려면 부모가 먼저 나쁜 자세와 습관을 고쳐야 한다'고 말한다. 그리고 아이와 함께 부모도 치료받을 것을 권한다. 이렇게 부모와 자녀가 함께 치료를 받으면 굉장히 효과가 좋다. 심하지 않은 경우 3개월 정도 스트레칭, 도수 치료, 물리치료 등을 받으면, 자세도 좋아지고 휘어진 척추도 거의 교정된다. 무엇보다 부모가 아이의 문제를 잘 이해할 수 있고, 생활 속에서 어떤 노력을 해야 하는지 알고 도와줄 수 있기 때문에 치료가 빠르고 건강을 유지하기도 쉽다.

　척추질환은 유전되는 병이 아닌데도 부모와 자녀가 비슷한 증상을 보이는 것은 부모의 좋지 못한 습관과 환경이 대물림되기 때문이다. 이 같은 상황에서 부모가 먼저 달라지지 않으면 자녀들이 절대 좋아질 수 없다. 자녀의 건강한 척추를 위해 부모가 함께 노력하는 자세가 필요하다.

척추를 지키는 바른 자세

 학창 시절에 한 선생님은 "앉아 있는 자세만 봐도 그 학생의 성적을 알 수 있다"고 말씀하셨다. 어릴 때는 설마 그러랴 했는데, 지금에 와서 생각하니 과학적인 근거가 있는 말씀이다. 자세가 반듯하면 장시간 앉아 있을 수 있고, 그러면 공부에 집중하는 시간이 길어지고 두뇌 활동도 활발해질 테니까. 척추 전문의가 되고 보니 앉거나 서 있는 자세만 봐도 그 사람이 어디가 아픈지, 어떤 증상이 있는지 알 수 있다.
 자세는 많은 것을 말해준다. 특히 척추 건강을 말할 때 바른 자세를 유지하는 것은 아무리 강조해도 지나치지 않다. 자세로 인해 병이 생기고, 자세를 고쳐서 병이 낫기도 한다.
 그런데 많은 사람들이 자신이 평소 어떤 자세를 유지하는지 의식하지 못해 병을 키운다. 어떤 자세가 바른 자세인지 정확히 알고, 자신의 자세를 의식하면서 생활한다면 척추질환을 예방하고 치료하는 데 도움이 될 것이다.

허리에 실리는 무게를 의식하라

흔히 일을 하다 쉬기 위해 앉는다고 생각하지만, 허리를 생각하면 앉아 있는 것보다 서 있거나 걷는 것이 휴식에 도움이 된다. 앉아 있을 때 허리에 체중이 더 많이 실리기 때문이다. 게다가 편하다고 삐딱하게 앉아 있으면 더 큰 부담이 가해진다. 허리에 실리는 무게를 자세별로 정리한 그림을 보면 확실하게 이해할 수 있다.

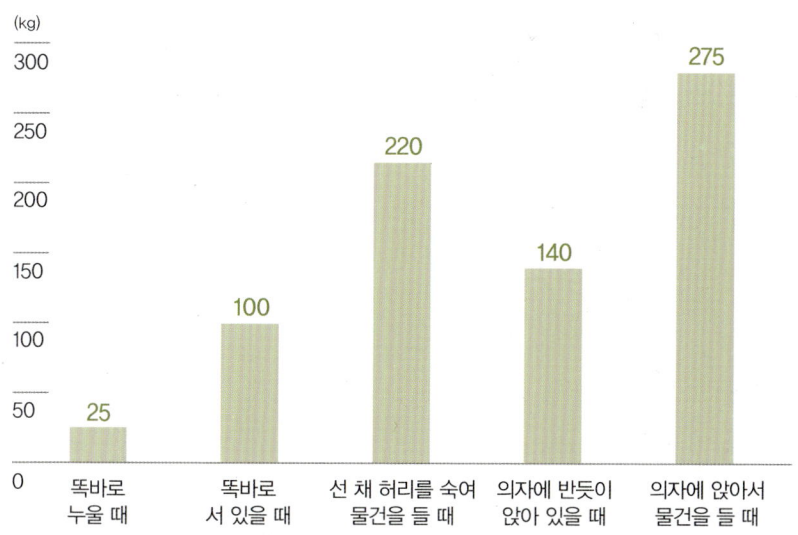

체중이 70kg인 사람의 경우 똑바로 서 있을 때 100kg의 무게가 허리에 실린다면, 의자에 앉아 있을 때에는 140kg의 무게가 허리에 실리는 셈이 된다. 그리고 똑같이 서 있다고 해도 허리를 구부리고 있으면 150kg, 즉 반듯이 서 있는 것보다 50kg 더 무거운 짐이 허리에 매달려 있는 것과 같다. 서서 구부정한 자세로 물건을 들어 올리면 허리에 어마어마한 무게가 실리게 되고, 이런 일이 반복적으로 일어나면 디스크가 눌리거나 튀어나오게 된다.

같은 공간에서 같은 작업을 하더라도 어떤 자세로 있을 때 가장 부담이 덜 가는지 알면 자신에게 맞는 좋은 자세를 찾을 수 있다. 상황별로 허리에 가장 부담이 적게 가는 자세와 그렇지 못한 자세를 알아두자.

바닥에 앉아 있을 때

허리를 생각한다면 의자에 앉는 것이 낫지만, 바닥에 앉을 수밖에 없다면 부담이 적게 가도록 허리를 꼿꼿이 세워 척추를 반듯하게 편다. 쿠션으로 등을 받치고 벽에 바짝 기대앉으면 반듯한 자세를 보다 오래 유지할 수 있다. 벽에 기대앉아 한쪽 무릎을 세우는 자세도 허리의 부담을 한결 덜어준다.

- 쿠션이나 베개로 등을 받치고 벽에 바짝 기대앉는다. (○)
- 벽에 기대어 한쪽 무릎을 세운다. (○)
- 상체를 구부정하게 앞으로 숙인다. (×)

의자에 앉아 있을 때

의자에 앉을 때 허리에 가해지는 부담을 적게 하려면 자신에게 맞는 의자를 선택하는 게 중요하다. 의자의 높이는 등받이에 바짝 등을 댄 상태에서 발이 바닥에 자연스럽게 닿는 정도가 적당하다. 이때 엉덩이보다 무릎이 약간 높은 것이 좋다. 그리고 등받이가 없으면 허리가 피로하게 되므로 오래 앉아 있을 때에는 반드시 등받이가 있는 의자를 선택한다. 등받이는 똑바르거나 10~20도 정도 뒤로 기울어진 것이 좋다. 만일 의자가 높다면 발밑에 받침대를 두거나 등 뒤에 쿠션을 대서 허리가 구부러지지 않도록 한다.

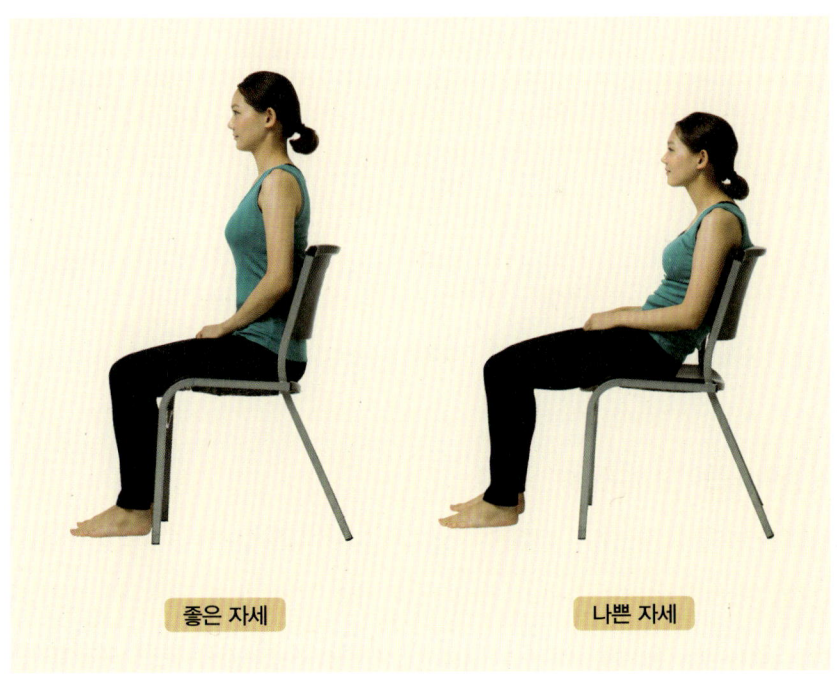

좋은 자세   나쁜 자세

- 상체를 똑바로 세우고 엉덩이가 등받이에 닿도록 깊숙이 앉는다. (○)
- 등받이에 등을 기대고 의자 끝에 엉덩이를 걸치듯이 앉는다. (×)

책상 앞에 앉아 있을 때

수면 시간을 제외한 대부분의 시간을 책상 앞에서 보내는 사람이 점점 많아지고 있다. 공부를 하거나 컴퓨터로 작업을 해야 하는 직장인과 학생들은 일이나 공부를 할 때 바른 자세를 유지하도록 신경 쓴다.

집중하다 보면 자기도 모르게 몸을 앞으로 기울이게 되는데, 그러면 척추가 쉽게 피로해진다. 몸을 앞으로 기울이지 않으려면 의자를 책상 가까이에 바짝 당겨 앉아야 한다.

책상이 너무 낮으면 몸이 구부정해지고, 너무 높으면 팔을 높게 올려 사용해야 하므로 적당한 높이의 책상을 선택하는 것도 필요하다. 성장기의 학생이라면 높낮이 조절이 가능한 책상을 사용하는 것도 방법이다.

- 의자를 책상 가까이에 놓고 상체를 똑바로 세워 앉는다. (○)
- 책상에 기대어 상체를 앞으로 구부린다. (×)

스마트폰이나 컴퓨터를 볼 때

컴퓨터를 오래 하다 보면 목이 앞으로 나오면서 허리가 구부정해지는데, 이때 모니터를 눈높이에 맞추면 이런 문제가 조금이나마 해결된다. 모니터를 볼 때는 어깨를 뒤로 젖혀 가슴을 당당히 펴고 허리를 반듯이 세우도록 한다. 키보드를 오래 치면 팔목에 무리가 오기 쉬운데, 이때 책상과 의자의 높이를 조절해 적당한 거리와 높이를 유지하면 팔목 보호에 도움이 된다.

스마트폰을 자주 오랫동안 보는 사람들의 자세는 대부분 비슷하다. 스마트폰을 들고 눈높이에서 보는 경우는 거의 없고, 무릎 위에 스마트폰을 놓고 고개를 푹 수그린 자세를 취한다. 자연히 목이 앞으로 나오고, 등과 어깨, 허리는 구부정해진다. 스마트폰을 오래 보지 않는 게 최선이지만, 봐야 할 때에는 눈높이에 맞게 위로 들어 고개가 앞으로 숙여지지 않도록 한다.

- 컴퓨터 모니터를 눈높이에 맞추고 키보드의 높이를 조절하여 팔목과 어깨가 올라가지 않도록 한다. (○)
- 컴퓨터 모니터가 너무 낮거나 모니터 글씨가 너무 작으면 몸을 구부려서 본다. (×)
- 스마트폰을 볼 때 위로 들어 목이 반듯한 상태를 유지하게 한다. (○)
- 스마트폰을 무릎 위에 올려 목을 앞으로 내밀고 본다. (×)

서 있을 때

사실 반듯하게 서 있는 일이 생각만큼 쉽지는 않다. 출퇴근길 지하철 안의 승객들만 보아도 반듯하게 서 있는 사람이 매우 드물다. 처음에는 허리를 꼿꼿이 세우며 서 있을지라도 시간이 지나면 자세가 흐트러진다. 고개를 앞으로 내밀거나, 상체를 구부정하게 하거나, 배를 앞으로 내밀고 엉덩이를 뒤로 뺀 자세가 되기 쉽다. 이런 자세는 척추에 부담을 많이 준다. 또 무게중심을 한쪽에만 두고 짝발로 서 있는 사람이 있는데, 이런 자세도 척추를 변형시킨다.

　반듯한 자세를 유지하려면, 옆에서 보았을 때 귀에서부터 요추4번 중간, 발목, 복숭아뼈가 모두 일직선으로 연결되어야 한다. 또한 장시간 서 있을 때는 한 발을 앞으로 내밀고 무릎을 살짝 구부린다. 보통 15cm 높이의 받침대에 양발을 번갈아 올려놓으면 허리가 한결 낫다.

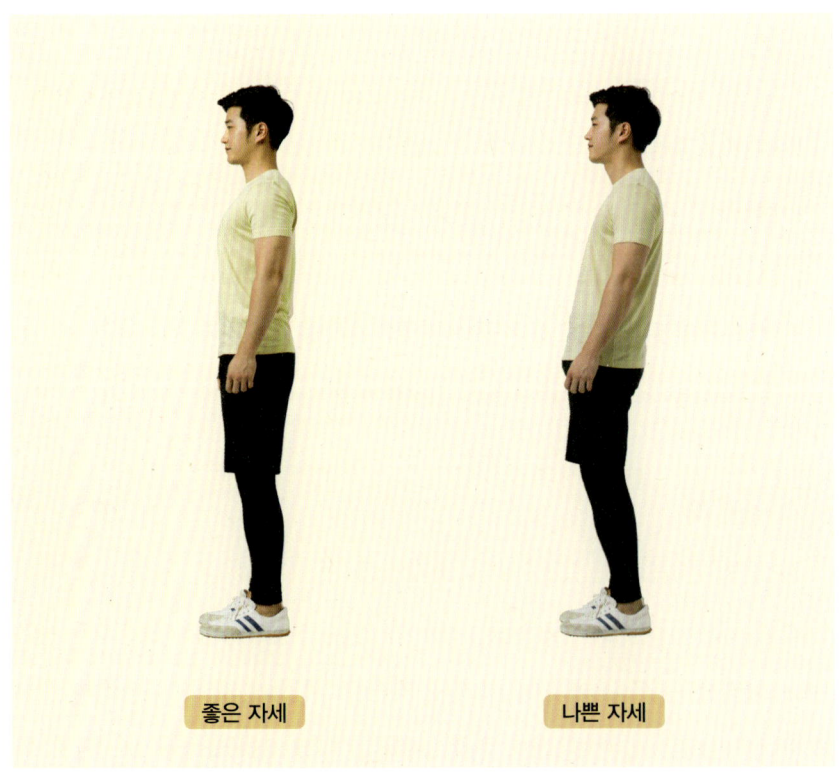

좋은 자세　　　　　　나쁜 자세

가정에서는 싱크대 앞이나 세면대 앞에 받침대를 놓고 사용하면 허리에 부담을 줄일 수 있다.

- 귀, 어깨 중앙, 요추4번, 무릎 중간, 발목, 복숭아뼈가 일직선으로 연결되어야 한다. (○)
- 배를 앞으로 내밀거나 허리를 구부정하게 굽힌다. (×)

누워 있을 때

잠자리에 들거나 쉬기 위해 누울 때 가장 좋은 자세는 바닥에 등을 대고 팔을 자연스럽게 내린 채 반듯하게 눕는 것이다. 허리에 실려 있던 무게를 가장 많이 덜어주는 자세이기 때문이다. 똑바로 누울 때에는 무릎 밑에 베개나 쿠션을 넣으면 허리의 굴곡도 줄어들고 척추관이 넓어져 더욱 편해진다. 허리가 아플 때에는 적당한 높이의 의자 위에 다리를 올려놓으면 통증이 해소된다.

옆으로 눕는 자세도 괜찮은데, 이때에도 무릎을 약간 구부려 양 무릎 사이에 베개나 쿠션을 끼워 척추가 균형을 유지하도록 한다. 죽부인을 껴안듯 쿠션에 다리를 올리는 자세도 좋은데, 이렇게 하면 척추 배열에 도움이 된다.

베개의 높이는 보통 6~9cm 정도가 적당하나, 사람마다 목의 커브가 다르므로 자신에게 맞는 것을 찾을 필요가 있다. 잠을 자는 동안 몸을 움직이기 때문에 굴곡이 있는 것보다는 평평하고 네모난 베개가 좋다.

단, 배를 바닥에 대고 엎드린 채로 자는 것은 절대 금물이다. 엎드리는 자세는 허리에 부담을 많이 주고 척추가 한쪽으로 틀어지게 하므로 삼가는 게 좋다. 만약 엎드려 잠을 자는 버릇이 있는 사람이라면 반드시 고치도록 한다.

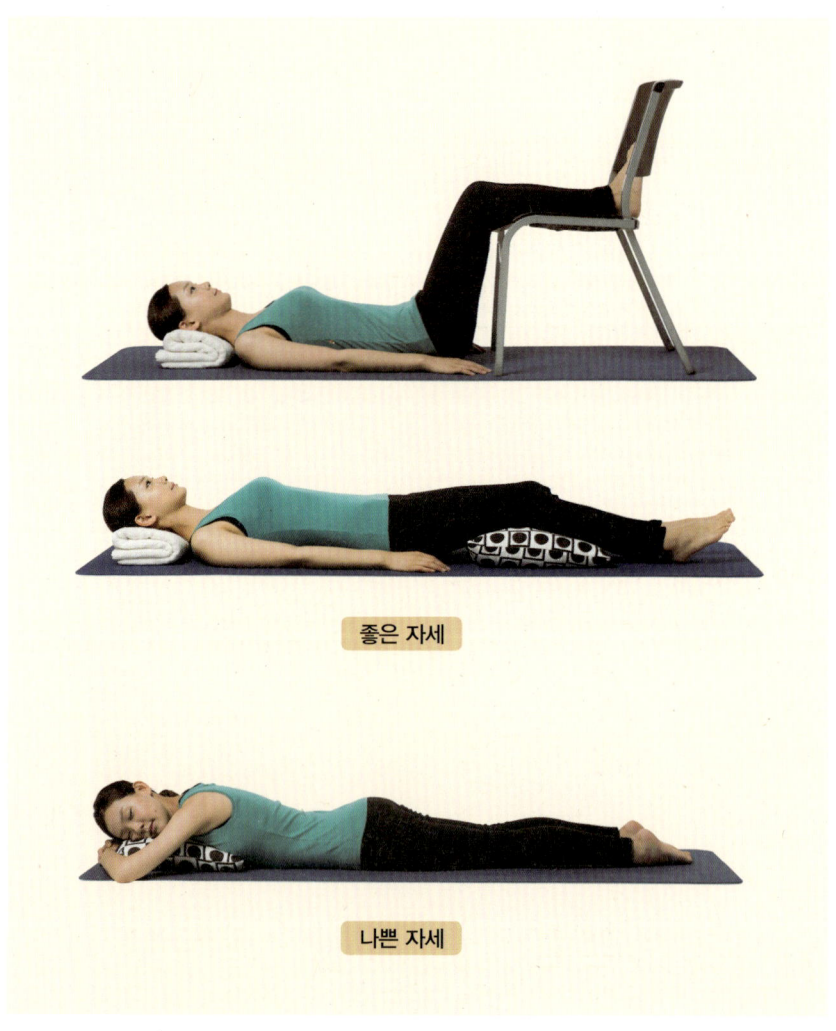

좋은 자세

나쁜 자세

- 의자에 다리를 올리고 반듯하게 눕는다. 이때 다리를 뻗어 의자에 걸치는 것이 아니라 무릎을 구부린 상태를 유지한다. (○)
- 옆으로 누울 때에도 무릎을 조금 구부리거나 양 무릎 사이에 베개나 쿠션을 끼운다. (○)
- 죽부인을 껴안듯 쿠션에 다리를 올린 채 옆으로 누워도 좋다. (○)
- 배를 바닥에 대고 엎드려서 잔다. (×)

물건을 들어 올릴 때

이삿짐이나 무거운 짐을 옮기다가 허리를 다치는 사람이 많은데, 실제로 무거운 물건을 들어 올리는 자세는 허리에 가장 큰 부담을 주는

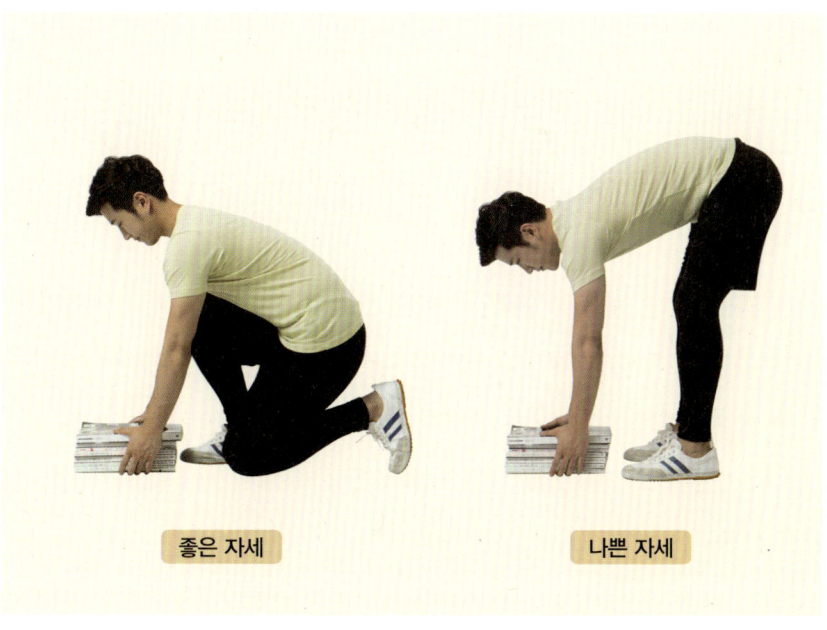

좋은 자세   나쁜 자세

자세이므로 특별한 주의가 필요하다. 그러면 어떻게 해야 허리에 부담은 줄이면서 물건을 제대로 옮길 수 있을까?

일단 물건을 나누어서 옮길 수 있다면 번거롭더라도 여러 번에 걸쳐 나누어 옮기도록 한다. 그리고 물건이 바닥에 있을 때에는 허리를 바로 굽히지 말고, 무릎을 구부려 몸을 낮춘 다음 들어 올린다. 물건을 들 때에는 몸에 바짝 붙여 들고, 허리보다 높게 들지 말아야 허리에 무게가 덜 실린다. 이동할 때에는 허리를 꼿꼿이 세운다.

- 바닥에 있는 물건을 들어 올릴 때에는 한쪽 무릎은 바닥에 대고, 다른 쪽 무릎은 세운 상태에서 들어 올린다. (○)
- 허리를 숙여 물건을 들어 올린다. (×)

아기를 안을 때

물건이 아닌 아기나 강아지 등의 생명체를 들 때 예쁘고 사랑스러운 마음에 양손으로 잡고 그대로 번쩍 들어 올리는 경우가 많다. 하지만 그처럼 앞으로 들어 올려 안는 자세는 허리에 부담을 주므로 좋지 않다. 허리를 숙여 무거운 물건을 들 때는 물건의 15~20배의 무게가 허리에 실린다. 5kg의 아기를 안아 올리면 약 75~100kg이라는 엄청난 무게가 허리에 실리게 되는 것이다.

더구나 아기를 안으면 무게가 앞으로 쏠리기 때문에 허리가 활처럼 휘어져 큰 부담이 될 수 있다. 따라서 아기는 가능한 한 업고 다니기를 권한다. 어쩔 수 없이 허리를 숙여 안아 올릴 경우에는 아기를 몸에 꼭 붙여 안는다.

- 아기를 등에 업는다. (○)
- 아기를 양손으로 들어 앞으로 안는다. (×)
- 허리를 숙여 아기를 번쩍 들어 올린다. (×)

> **그 밖의 생활 속 바른 자세**
>
> 세수나 설거지를 할 때는 한쪽 발을 받침대에 올려놓거나 무릎을 구부리는 게 좋고, 진공청소기로 청소를 할 때는 허리가 구부러지지 않도록 청소기 높이를 조절하여 사용한다. 머리를 감거나 샤워를 할 때는 허리를 구부리지 말고 샤워기를 벽에 꽂은 채 서서 한다.

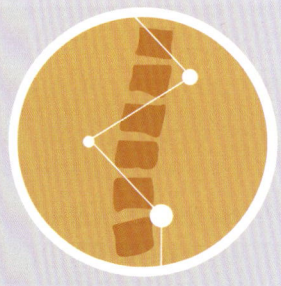

지피지기면
백전백승

Part 04

척추질환 바로 알기

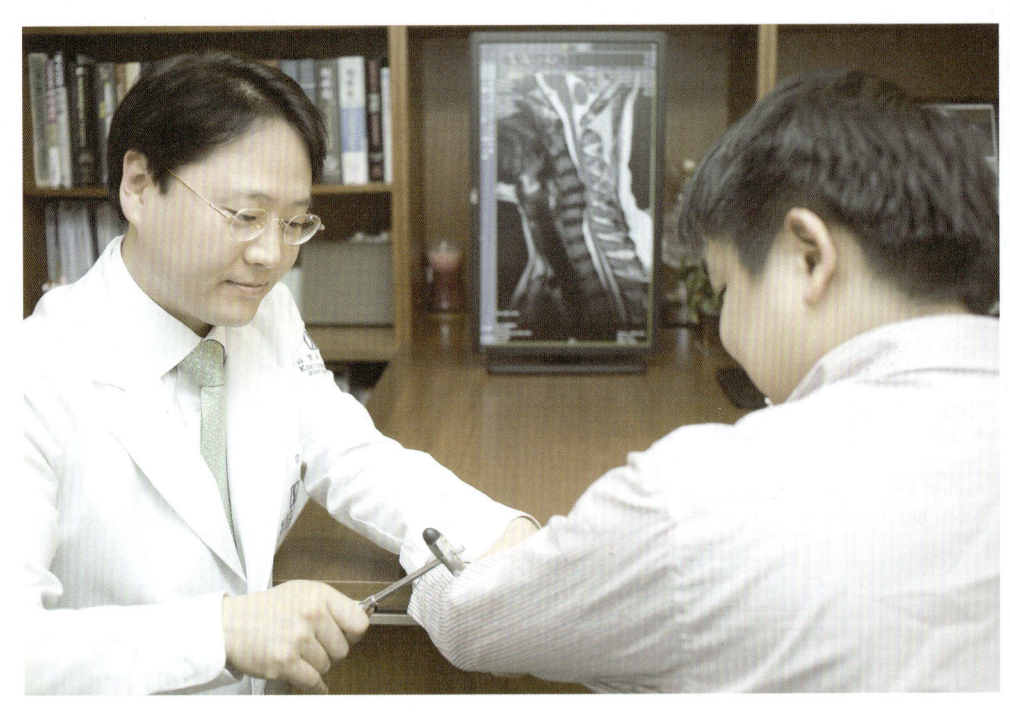

정확한 진단이 치료의 시작

　통증은 몸이 보내는 신호이다. '지금 어딘가에 문제가 있으니 돌보아주세요' 하고 알려주는 몸의 메시지다. 이 신호를 잘 감지해 초기에 잘 대처하면 어떤 병이든 치료할 수 있다.

　허리가 아프면 사람들은 제일 먼저 디스크가 아닐까 의심한다. 디스크가 허리병의 대명사처럼 보편화된 것은 사실이지만, 허리가 아프다고 해서 다 디스크는 아니다. 전 국민의 약 80% 이상이 일생에 한 번쯤은 허리 통증을 느끼지만, 이 중 전문적인 치료가 필요한 환자는 약 10% 정도이다. 따라서 신호가 오면, 이것이 단순한 요통인지 디스크인지 정확하게 진단받을 필요가 있다.

스스로 진단하는 허리 건강

몸이 이상 신호를 보내올 때 우리가 할 수 있는 첫 번째 대처는 내 몸을 직접 살펴보는 것이다. 병원을 가더라도 자신의 몸 상태와 통증에 대해 미리 알고 가면 진료가 보다 정확하고 효율적으로 이루어질 수 있다.

누워서 다리 뻗은 채로 들어 올리기

'하지 직거상 검사'라고도 하는데, 말 그대로 누워서 한쪽 다리를 쭉 뻗은 채로 들어 올리는 것이다. 디스크 질환인지 아닌지를 알아볼 수 있는 가장 기본적인 진단법으로, 건강한 사람은 90도까지 올릴 수 있고, 유연성이 좋으면 완전히 뒤로 넘길 수도 있다. 만약 다리가 잘 올라가지 않으면 디스크 질환이 있다고 볼 수 있다.

예를 들어 누워서 다리를 뻗은 채로 들어 올렸을 때 당기는 통증 때문에 다리가 20~30도 정도밖에 못 올라간다면 심한 디스크, 40~50도 정도 올라간다면 중간 정도의 디스크, 70~80도 올라가는데 당기는 느낌이 있으면 가벼운 디스크 증세가 있다고 진단할 수 있다. 즉, 디스크 증세가 심할수록 올라가는 각도가 작아진다. 다리가 45도 이상 올라가지 않는다면 속히 의사를 찾아가서 정확한 진단과 치료를 받아야 한다.

척추관협착증이나 만성 디스크 환자는 다리를 자유롭게 올릴 수 있으므로 이 검사로는 진단하기 어렵다.

선 채로 허리 앞으로 굽히기

선 채로 허리를 앞으로 굽혔을 때 건강한 사람은 끝까지 다 내려가지만 디스크 증세가 있는 사람은 아파서 허리를 제대로 굽힐 수 없다. 완전히 다 굽혀지지 않고 중간 정도 내려가는 사람은 디스크에 문제가 있을 수 있으니 검진을 받아보는 것이 좋다.

선 채로 허리 뒤로 젖히기

허리를 뒤로 젖혔을 때 통증이 심한 사람이 있다. 이런 증상은 척추관협착증이나 척추 관절에 문제가 있는 것으로 볼 수 있다.

엄지발가락 눌러보기

다리를 쭉 뻗고 누워서 양쪽 엄지발가락을 얼굴 쪽으로 위로 힘껏 올린다. 그런 다음 손가락으로 엄지발가락을 눌러본다. 정상의 경우에는 강한 저항감이 느껴지지만 마비가 있는 경우에는 엄지발가락이 반대 방향으로 넘어간다. 이런 경우에는 신경 손상이 있는 것으로 의심된다.

발가락 끝으로 힘주고 서기

발레를 하는 것처럼 까치발을 하고 양쪽 발가락 끝으로 힘을 주고 서 본다. 이때 한쪽 발에 힘이 빠지면 전문의의 진찰을 받아보는 것이 좋다.

발뒤꿈치로 서기

발 앞쪽을 들고 발뒤꿈치를 이용하여 힘주고 서 있을 때, 한쪽 발에 힘이 없어 발 앞쪽이 안 올라가거나 통증이 심해지면 비정상이므로 전문의의 진찰을 받아보는 것이 좋다.

스스로 진단하는 목 건강

목디스크는 증상이 다양하게 나타나고 다른 질환과 혼동하기 쉬워서 스스로 진단하기 어렵다. 그래도 목디스크가 의심된다면 병원에 가기 전 다음의 사항을 점검해본다. 만약 해당된다면 목디스크일 가능성이 크다.

첫째, 목을 뒤로 젖힌 상태에서 아픈 쪽으로 돌릴 때 목에서 어깨, 팔, 또는 손가락까지 통증이 심해진다. 목디스크가 악화된 경우는 목이 뻣뻣해지고, 목을 조금만 뒤로 젖혀도 통증이 심해진다.

둘째, 손에 힘이 빠지고, 팔을 구부리거나 펼 때 힘이 빠져 팔을 들어 올리기 힘들다.

목디스크와 다른 질환 구분하기

목디스크는 초기에 어깨질환과 혼동되는 경우가 많은데, 어깨를 움직여보면 목디스크인지 어깨질환인지 확실히 알 수 있다. 예를 들어 어깨를 움직일 때와 움직이지 않을 때의 어깨 통증이 비슷하면 목디스크라고 할 수 있다. 어깨 관절에 문제가 있는, 소위 '오십견'일 경우에는 어깨를 움직일 때 통증이 더 심해져 어깨를 옆이나 뒤로 들어 올리지 못한다.

목디스크는 '손목터널증후군(손목 신경이 주변 인대에 눌려 통증이 생기는 질환)'과 혼동되기도 한다. 목 통증이 손목, 손가락 통증과 함께 있다면 목디스크일 가능성이 많다. 손목터널증후군으로 인한 통증이라면 목까지 아프지는 않기 때문이다.

손목터널증후군일 때는 손목 가운데를 다른 손가락으로 때릴 때 엄지와 검지, 또는 중지 끝까지 찌릿찌릿한 경우가 많다. 컴퓨터를 장시간 사용하는 사람이나 손목을 사용해 반복적인 작업을 하는 사람에게 손목터널증후군이 발생하기 쉽다.

병원에서 하는 여러 가지 검사

집에서 스스로 진단해보았을 때 척추질환이 의심되거나 오랫동안 통증이 지속된다면 전문적인 진단을 받을 필요가 있다.

병원에 가면 의사의 진찰을 받은 다음 필요에 따라 다양한 검사를 받게 된다. 증상을 정확하게 알아야만 그에 맞는 치료법을 찾을 수 있으므로 검사는 치료에서 매우 중요한 과정이다. 척추질환으로 병원에 갔을 때 받게 되는 기본 검사에는 어떤 것들이 있는지 알아보자.

X-ray 검사

1차적인 검사로, 척추뼈의 모양을 찍는 것이다. 척추뼈가 원통형이기 때문에 다양한 각도로 보통 4장을 찍는다. 척추뼈가 변형되어 생기는 질환이나 척추뼈가 앞으로 미끄러져 생기는 척추전방전위증, 척추뼈의 연결 고리가 끊어진 척추분리증은 X-ray 검사만으로도 판별이 가능하다. X-ray는 척추의 배열과 디스크 간격, 뼈돌기, 신경공 협착 유무를 확인해보는 기본적인 검사이다.

MRI(자기공명 촬영)와 CT(컴퓨터 단층 촬영)

X-ray가 뼈의 모양만 보여주는 데 반해, MRI는 뼈뿐만 아니라 연부조직과 디스크, 신경까지 볼 수 있다. 척추의 옆면을 세로로 길게 입체적으로 보여주고, 각 마디마다 단면도 보여주기 때문에 현재로서는 척추질환을 가장 정확하게 진단할 수 있는 방법이다.

CT는 척추를 가로로 잘라낸 단면을 나타내는데, 척추관의 모양, 척추 관절, 골화증, 디스크가 딱딱한지의 여부 등을 볼 수 있다.

MRI와 CT는 둘 다 디스크와 신경의 모양을 확인할 수 있어 디스크가 어느 방향으로 얼마나 튀어나와 있는지 알 수 있다. 이 때문에 디스크 질환의 검사에 많이 활용되고 있으며, 웬만한 척추질환은 이 두 가지 검사로 거의 발견할 수 있다.

컴퓨터 적외선 체열 촬영(DITI)

앞의 검사들이 병의 원인이 되는 해부학적 문제를 알아보기 위한 것이라면, 컴퓨터 적외선 체열 촬영은 환자가 느끼는 통증을 시각적으로 보기 위한 생리학적 검사이다.

디스크가 튀어나오거나 척추가 변형되는 등 해부학적으로 분명한 문제가 있어도 통증을 적게 느끼는 사람이 있고, X-ray나 MRI로는 특별한 이상이 발견되지 않는데도 심한 통증을 호소하는 사람이 있다. 또 사람마다 통증과 증상의 표현이 다르기 때문에 해부학적 결과만으로 치료를 하기에는 어려움이 있다.

그럴 때 보통 이 검사를 활용한다. 적외선 체열 촬영은 환자가 어느 부위에 통증을 느끼는지, 통증의 강도는 어떤지를 객관적으로 보여준다. 적외선으로 인체를 찍으면 따뜻할수록 빨갛고, 차가울수록 파랗게 나오는 무지개 스펙트럼을 볼 수 있다. 혈액순환이 잘 안 되면 차갑게 되는데, 이런 곳이 통증의 원인이 된다. 대개 환자의 증상, MRI 정밀 검사 소견, 적외선 체열 검사 등을 조합해서 치료 계획을 세운다.

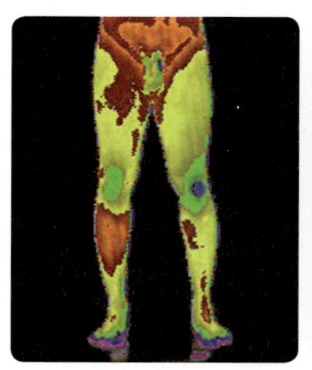 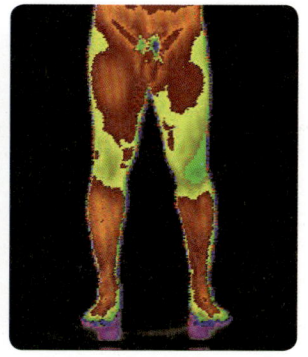

수술 전(좌)과 후(우)의 컴퓨터 적외선 체열 사진

근전도 검사(근육전기전도 검사)

이 검사도 컴퓨터 적외선 체열 촬영처럼 환자가 느끼는 통증을 이해하기 위한 생리학적 검사이다.

디스크가 삐져나와 신경을 누르는 시간이 길어질수록 신경 기능이 점점 떨어지고, 신경 기능이 약해지면 신체 각 부위로 자극을 전달하는 속도가 느려지게 된다. 근전도 검사는 문제가 되는 척추의 한 지점과 거기에서 나오는 신경이 지나가는 근육에 침을 꽂아 자극을 줌으로써 이 자극이 전해지는 속도를 체크한다. 정상적인 신경에 비해 디스크가 삐져나와 있는 부위는 전달 속도가 현저히 느려진다.

침을 이용하는 검사 과정이 고통스럽고 번거롭다는 단점이 있지만, 통증이 유발되는 지점과 경로를 정확히 찾아낼 수 있기 때문에 분쟁이 있는 사고의 환자 상태를 검사할 때 필수적으로 이용되고 있다.

척추질환, 제대로 알아야 고친다

디스크가 제자리를 벗어난 허리디스크

허리에 병이 났을 때 흔히 "디스크에 걸렸어"라고 말하는데, 사실 '디스크(추간판)'란 정확히 말하면 특정 질병이 아니라 척추 마디와 마디 사이에 있는 물렁뼈를 말한다. 이 물렁뼈는 말랑말랑한 수핵과 이를 수십 겹으로 둘러싼 섬유륜으로 이루어져 있는데, 이곳에 문제가 생겨 병이 난 것을 소위 '디스크에 걸렸다'라고 하는 것이다.

허리디스크는 요추 부위의 디스크 수핵이 섬유륜을 찢고 밀려 나오면서 척추신경을 눌러 신경통이 발생하는 질환이다. 디스크의 수핵이 원래 있어야 할 자리에서 벗어나 섬유륜을 뚫고 나온 것이라 하

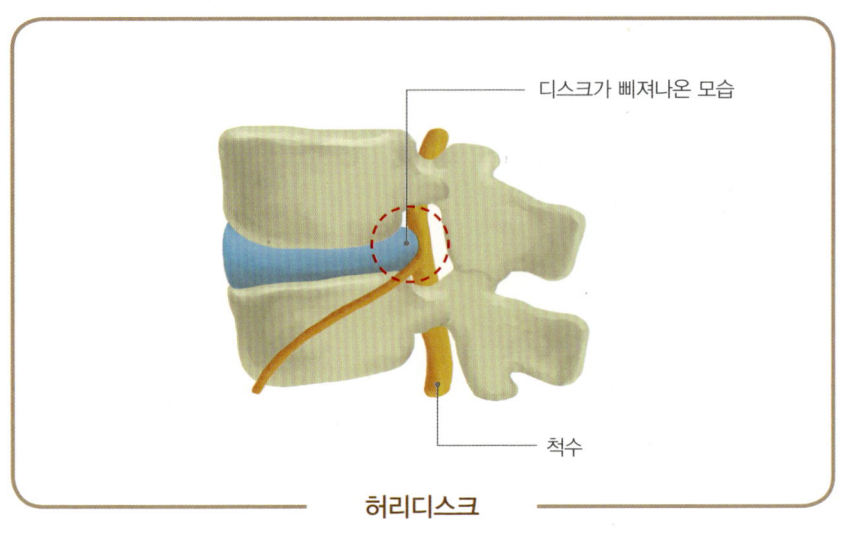

허리디스크

여 '수핵탈출증', '추간반탈출증' 또는 '디스크탈출증'이라고도 한다.

디스크가 신경을 짓눌러서 생기는 통증

흔히 디스크를 자동차 타이어와 비교해 설명하는데, 디스크의 바깥을 싸고 있는 섬유륜은 타이어의 시커먼 고무바퀴에 해당하고, 디스크의 말랑말랑한 수핵은 타이어 속에 있는 공기에 비유된다.

자동차 바퀴를 오랫동안 쓰면 타이어의 고무가 닳고 얇아지다가 어느 순간 펑크가 나서 공기가 빠지듯이, 디스크의 섬유륜도 노화되면 퇴행성으로 차츰 약해지고, 군데군데 균열이 일어난다. 그러면 그 안의 수핵이 내부압력에 의해 섬유륜이 약해진 곳으로 볼록 튀어나오게 되고, 그것에 척추신경이 눌려 허리나 다리에 신경통이 발생한다.

디스크가 튀어나오기 전이라도 섬유륜이 찢어지면, 이 섬유의 외부에 분포하는 감각신경이 통증을 느끼게 된다. 발병 초기에는 허리만 아프다가 시간이 지나면 다리까지 당기고 아프게 된다.

모든 척추질환의 원인이 그렇듯 디스크에 병이 생기는 가장 큰 원인은 노화 때문이다. 나이가 들어 몸이 노화하면 말랑말랑하던 디스크는 수분이 감소해 딱딱해지고, 섬유륜도 약해진다. 그러면 디스크는 예전처럼 몸의 무게를 탄력적으로 받칠 수 없게 되어 곧 낡은 섬유륜을 뚫고 삐져나오게 된다. 이런 이유로 뼈의 노화가 본격적으로 시작되는 40대 후반에서 50대 초반에 디스크 환자가 많이 발생한다.

신체의 노화뿐 아니라 외부의 갑작스런 충격에 의해서도 디스크 질환이 유발될 수 있다. 무거운 짐을 들어 올리거나, 급하게 허리를 움직이거나, 허리에 무리를 주는 동작을 과도하게 반복할 때 디스크의 수핵이 심하게 눌려서, 섬유륜을 뚫고 수핵이 삐져나올 수 있다.

일반 요통과 허리디스크의 다른 점

허리디스크가 아니어도 허리가 아플 수 있다. 허리디스크가 일반적인 요통과 다른 것은 엉덩이와 다리 등 하체 쪽의 통증이

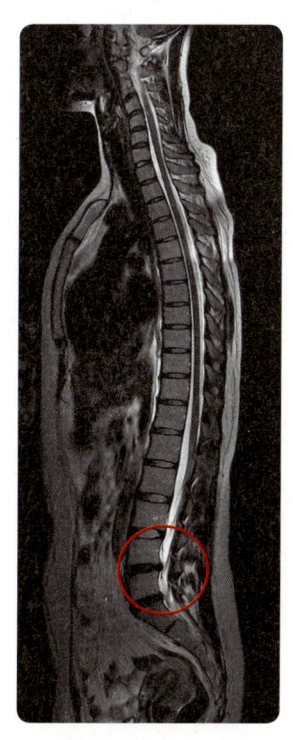

척추 아래쪽에 디스크가 돌출되어 신경을 누르고 있다

동반된다는 점이다. 디스크가 삐져나온 방향에 따라 증상이 달라지기는 하지만, 대체로 다리가 저리고 아픈 증상이 있다.

디스크의 수핵이 삐져나와도 신경을 누르지 않으면 허리만 좀 아플 뿐 다리는 통증이 없을 수도 있다. 그러나 수핵이 점점 더 많이 나와서 신경을 누르게 되면 허리보다 다리의 통증이 더 심해진다. 종아리까지 당기고 시린 느낌이 든다. 처음에는 한쪽 다리만 아프다가 디스크의 탈출 정도가 심해지면서 양쪽 다리에 모두 통증이 오고, 더 심해지면 다리의 감각이 둔해지고 마비 증세가 나타난다.

일반적인 요통과 허리디스크를 구분하는 방법은 간단하다. 바닥에 누운 채로 다리를 곧게 펴서 위로 들어 올렸을 때 다리가 당기고 아파서 올라가지 않으면 디스크를 의심해야 한다.

노화로 인한 퇴행성디스크

나이 드신 노인들에게 많이 나타나는 퇴행성디스크는 일반적인 디스크 질환과는 좀 다른 양상을 보인다. 디스크가 삐져나오지 않았는데도 허리에 통증이 생기기 때문이다.

퇴행성디스크는 디스크가 너무 노화한 탓에 딱딱하고 납작해져 쿠션 역할을 못하기 때문에 통증이 생긴다. 뼈마디가 서로 맞닿을 정도로 좁아져서 MRI를 찍어보면 디스크가 새까맣게 나온다. 심한 경우에는 너무 납작해서 척추 마디가 서로 붙어 있는 것처럼 보이기도 한다.

노화가 많이 진행된 경우 디스크에 붙어 있는 척추뼈의 앞이나 뒤, 옆쪽으로 뼈끝이 뾰족하게 돋아나는데, 이것을 '뼈돌기'라 한다. 이 뼈돌기가 신경을 누르면 통증이 일어난다. 퇴행성 변화가 심하면 뼈돌기가 자라서 위아래의 척추뼈가 앞이나 뒤에서 서로 붙기도 한다.

다리보다 허리가 더 아프다

퇴행성디스크에 걸리면 다리보다 허리 통증을 더 호소한다. 우리 몸이 노화하면서 서서히 진행되는 병이기 때문에 통증도 어느 날 갑자기 나타나는 것이 아니라, 아프다 말다 하는 과정을 반복하면서 증상이 심해진다. 다행스러운 사실은 나이 들어 노화가 심해진다고 해서 반드시 통증도 심해지는 것은 아니라는 점이다. 오히려 나이가 들수록 통증이 감소하는 경향이 있다. 디스크가 완전히 노화하면 염증을 일으키는 디스크의 단백질 성분이 더 이상 생성되지 않고 노화된 상태에 적응하기 때문인 것으로 보인다.

걸으면 통증이 더 심해지는 척추관협착증

허리가 약한 사람들은 일반적으로 앉아 있는 것보다 서 있거나 걷는 것을 훨씬 편하게 느낀다. 서거나 걸을 때보다 앉아 있을 때 허리에 더 많은 체중이 실리기 때문이다.

그런데 척추관협착증 환자들은 앉아 있을 때에는 견딜 만하다가 서

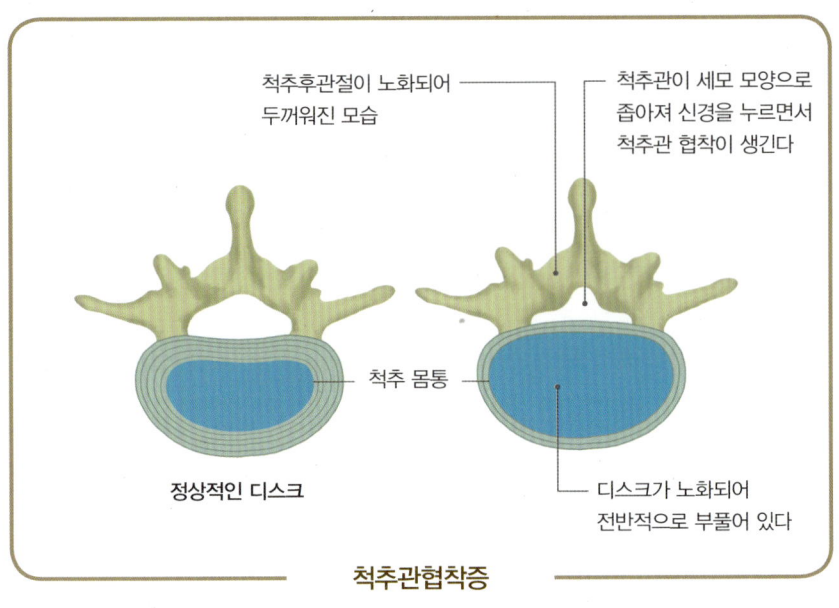

척추관협착증

서 걸으면 다리가 아파온다고 호소한다. 그리고 몸을 앞으로 숙이면 통증이 줄어들고 뒤로 젖히면 더 아프다. 또 계단을 오를 때보다 내려갈 때 다리가 더 저리다. "걸으면 다리에 감각이 없어지고 마비된다"고 하거나 "발바닥에서 엉덩이 쪽으로 통증이 뻗쳐오르는 것 같다"고 호소하는 환자도 있다.

척추관협착증의 특징적 증상은 20~30분 정도 걸으면 다리가 터질 듯 아파서 더 이상 걷지 못하고, 2~3분 앉아서 쉬어야 괜찮아진다는 것이다. 쉬면 통증이 없어지고, 걸으면 통증이 생기고 하기 때문에 가다 쉬고를 반복한다. 이를 '신경성 간헐적 파행'이라고 하며, 이런 증상이 있으면 척추관협착증을 의심해야 한다.

신경 통로가 좁아져 생기는 병

척추관은 척추의 몸통과 뒷뼈 사이에 있는 둘째손가락 굵기만 한 구멍으로, 이 안으로 뇌에서 내려오는 중추신경인 척수가 지나가고, 요추 부위에서 다리로 이어지는 신경다발이 지나간다.

척추관이 좁아지면 척추관 안의 신경을 누르기 때문에 허리와 다리가 아프고 저려온다. 서 있을 때 통증이 더 심해지는 것은 일어서면 척추관을 감싸고 있던 인대가 안으로 밀려 척추관이 더욱 좁아지기 때문이다. 반대로 허리를 굽히거나 앉으면 인대가 뒤로 당겨져 척추관이 넓어지기 때문에 신경에 가해지는 압력이 줄어 통증도 감소한다.

척추관이 좁아지는 가장 큰 원인은 노화이다. 나이가 들면 디스크의 수핵이 노화되어 딱딱해지면서 척추뼈 밖으로 튀어나올 정도로 부푼다. 이와 함께 척추를 감싸고 있는 관절이나 인대도 점점 두꺼워진다. 결국 이 모든 과정으로 척추관은 점점 좁아지게 된다.

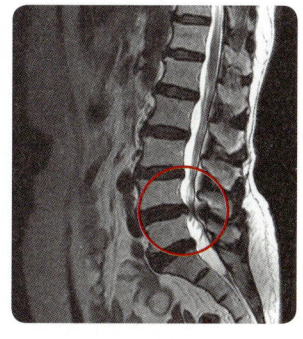

척추관협착증으로 신경 통로가 좁아졌다(좌).

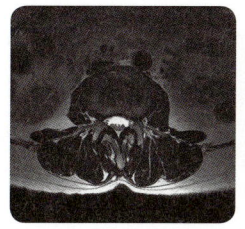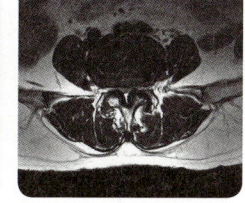

정상적인 허리 단면(중앙)과 협착증이 있는 허리 단면(우)

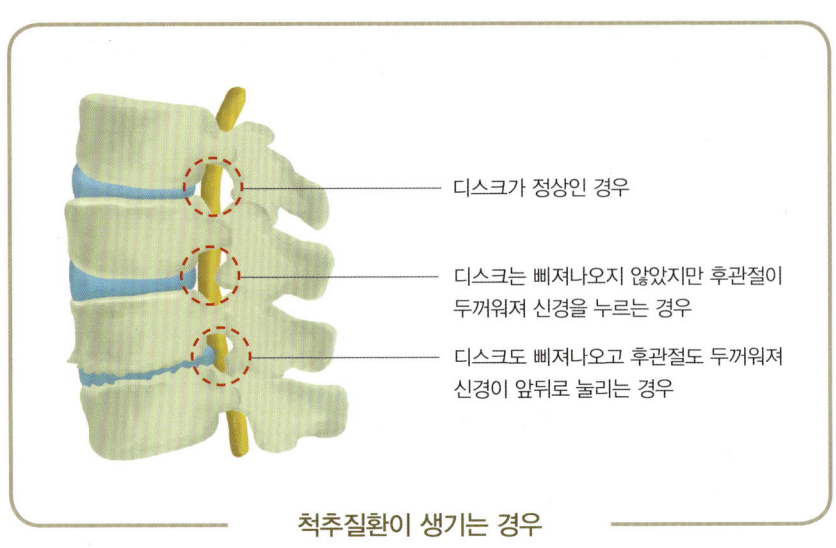

척추질환이 생기는 경우

척추관협착증을 부르는 습관

척추관협착증은 그동안 노인성 질환으로 알려져 있었는데, 최근에는 20, 30대 젊은층에서도 많이 나타나고 있다.

다리 통증으로 병원을 찾은 한 30대 직장 남성은 평소 다리가 저려 잘 걷지 못했는데, 특히 계단을 내려갈 때 통증이 심하다고 했다. 진찰을 해보니 척추 관절의 일부가 두껍게 자라서 신경을 압박하고 있었다. 이 역시 척추관협착증으로 과체중과 잘못된 자세, 다리를 꼬는 습관 등이 병을 부른 것이다.

척추에 무리를 주지 않으려면 평소 바른 자세를 가져야 한다. 사무실이나 집 안에서 일하는 틈틈이 스트레칭을 하여 척추의 긴장을 풀어주는 것이 도움이 된다.

알아봅시다!

허리디스크와 척추관협착증은 어떻게 다를까?

허리디스크와 척추관협착증은 엄밀히 말해 다른 질환이지만, 증상이 비슷하고 두 가지가 함께 나타나는 경우가 많아서 혼동하는 사람이 많다. 또 같은 증상으로 여러 병원에서 검사를 받았을 때 서로 다른 진단이 내려져 혼란스러워 하는 환자들도 있다.

그런데 두 질환은 의사가 어떤 증상에 초점을 맞춰 보느냐에 따라 병명이 달라질 수 있다. '디스크를 동반한 척추관협착증'이라고 할 수도 있고, '척추관 협착 증상이 있는 디스크'라고 할 수도 있는 것이다. 그러므로 단지 병명만 쫓지 말고 각각의 원인과 증상을 정확히 파악하여 대처하도록 한다.

공통점
- 허리와 다리가 아프다.

차이점
- 디스크 : 한쪽 다리만 아픈 경우가 많다.
- 협착증 : 다리 전체가 아프다.

통증
- 디스크 : 통증이 지속적인 경우가 많다.
- 협착증 : 걸을 때 주로 다리가 아프다. 누우면 안 아프다.

허리를 앞으로 굽힐 경우
- 디스크 : 허리를 앞으로 굽히면 통증이 심해진다.
- 협착증 : 허리를 앞으로 굽히면 통증이 없어진다. 허리를 뒤로 젖히면 아프다.

누워서 다리를 들어 올릴 경우
- 디스크 : 누워서 아픈 다리를 쭉 펴고 들어 올릴 때 통증이 심해 많이 못 올린다.
- 협착증 : 아픈 다리가 자유롭게 올라간다.

척추관협착증은 날씨가 추우면 통증이 더 심해진다. 기온이 떨어지면 근육과 인대, 혈관이 신경을 더 많이 누르기 때문이다. 따라서 평소에 몸을 따뜻하게 유지하고, 겨울철 외출 시에는 보온에 각별히 신경 쓰도록 한다.

척추의 연결 고리가 끊어진 척추분리증

척추뼈에는 위아래의 뼈가 미끄러지지 않도록 뒤쪽에서 두 뼈를 연결하는 'ㄷ'자 모양의 연결 고리가 있는데, 이 고리뼈가 끊어져 분리된 경우를 척추분리증이라 한다. 연결 고리가 끊어져 있으니 척추는 불안정할 수밖에 없지만, 근육과 인대가 받쳐주고 있기 때문에 생활하는

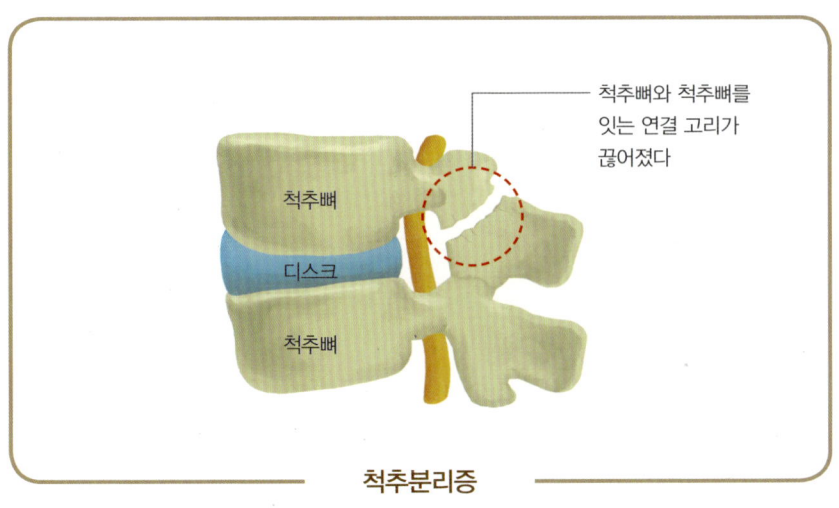

척추분리증

데 큰 불편을 못 느끼는 경우가 많다.

척추뼈 위아래가 연결되지 않고 분리되는 이유는 무엇일까?

일단 태어날 때부터 연결 고리가 붙어 있지 않은 경우가 적지 않다. 연결 고리는 배 속에 있을 때 위에서 아래로, 아래에서 위로 자라 붙게 되는데, 중간에 성장이 멈춰 연결 고리의 가운데가 떨어진 상태가 된 것이다. X-ray 사진을 찍으면 연결 고리 가운데에 줄이 난 것처럼 보인다. 선천적인 원인 외에도 교통사고나 심한 운동을 하여 외부로부터 강한 충격을 받았을 때, 잘못된 자세가 오랫동안 지속될 때에도 연결 고리가 끊어질 수 있다.

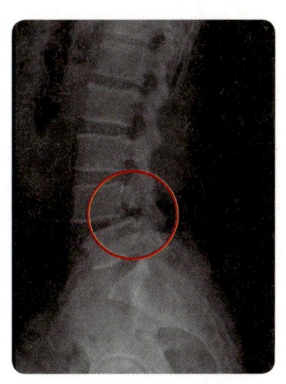

연결 고리가 끊어져 위아래 척추뼈가 어긋나 있다

연결되지 못한 간격이 1~2mm 정도로 아주 미세하여 어릴 때는 잘 모르고 지내다가 보통 10대 후반부터 통증이 시작된다. 척추에서 떨어져 나온 뼈가 신경을 건드려 허리와 다리에 통증이 나타난다. 요추5번과 천추1번 사이, 요추4번과 5번 사이의 연결 고리가 끊어진 경우가 많다.

척추분리증이 생기면 척추가 불안정하기 때문에 허리가 아프고 불편해서 오래 버티기가 어렵다. 그래서 척추분리증이 있는 학생들은 앉거나 선 자세로 진득하게 있지 못하고 몸을 자꾸 뒤척이는 특징이 있다.

척추분리증 치료 방법

10대 후반부터 조금씩 시작되다가 20대 이후에 과로가 이어지면 통증이 심해진다. 척추분리증을 치료하기 위해서는 분리된 척추를 연결하는 수술을 해야 하지만, 통증이 심하지 않으면 수술을 권하지 않는다. 그래서 어릴 때 증상이 발견되더라도 수술은 30, 40대 이후 더 이상 참을 수 없을 정도가 되면 한다.

자신이 척추분리증인지 모르고 지나갈 만큼 증상이 심하지 않은 사람도 절반가량 된다. 심한 통증 없이 허리가 약간 뻐근하고 불편한 정도라면 물리치료나 주사 치료만으로도 충분하다. 척추의 연결 고리가 끊어져 척추뼈가 앞으로 밀리더라도 주변의 근육과 인대가 튼튼하면 덜 미끄러지므로 척추 관리에 꾸준히 신경 쓰도록 한다.

척추뼈가 앞으로 밀리는 척추전방전위증

척추분리증이 있으면 통증이 크지 않더라도 지속적으로 관심을 기울일 필요가 있다. 척추뼈가 불안정하게 흔들리면서 조금씩 앞으로 미끄러지는 '척추전방전위증'으로 발전할 가능성이 있기 때문이다. 척추전방전위증은 척추뼈가 제자리를 벗어나 앞으로 미끄러지면서 신경을 자극하여 통증을 유발하는 질환이다.

앞에서 보았듯 척추전방전위증의 주요 원인 가운데 하나는 '척추분리증'이다. 하지만 척추분리증이 있다고 해서 모두 척추전방전위증으

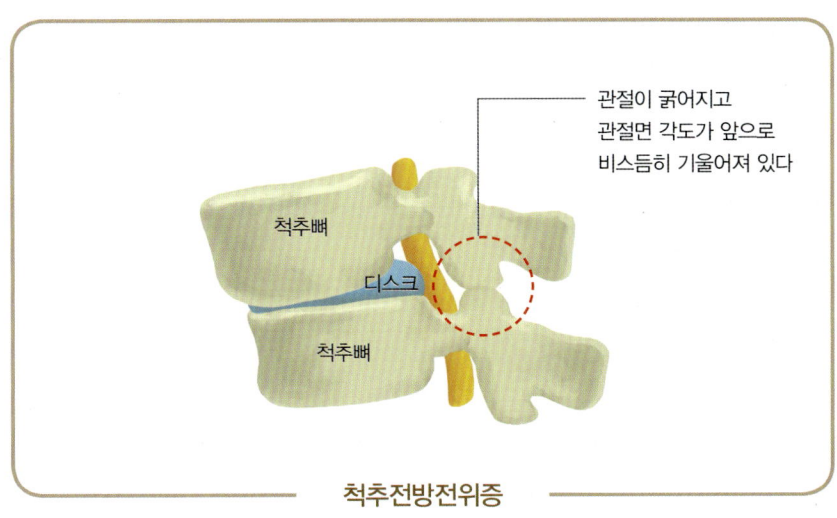

척추전방전위증

로 진행되는 것은 아니다.

척추뼈와 척추뼈를 연결하는 고리는 정상인데, 척추뼈가 미끄러지는 경우도 있다. 나이가 들수록 척추 관절은 두꺼워지고 인대는 탄력을 잃으며, 근육은 감소한다. 이처럼 척추를 둘러싼 요소들이 힘을 잃으면 연결 고리가 제자리에 있어도 관절이 미끄러져 척추뼈가 어긋나게 된다. 이처럼 척추의 노화로 생기는 척추전방전위증을 '퇴행성척추전방전위증'이라고 한다.

퇴행성척추전방전위증은 노화가 본격화되는 50대 이후에, 그리고 관절의 연결 각도가 비스듬한 사람에게 많이 발생한다. 그리고 남성에 비해 여성의 발병률이 약 8배나 높은데, 이는 여성이 남성에 비해 근육과 인대가 약하기 때문이다.

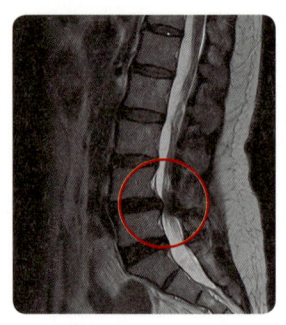

척추전방전위증으로 척추뼈가
밀리면서 디스크가 튀어나와
신경을 자극하고 있다

연령에 따라 다양한 증세

척추전방전위증이 나타나는 양상은 사람마다 차이가 있는데, 대개 연령별로 다르게 나타난다. 예를 들어 척추분리증에서 척추전방전위증으로 발전한 10대 환자들은 통증보다 자세나 걸음걸이가 이상해져 병원을 찾는 경우가 많다. 이에 반해 똑같이 척추분리증이 원인이 되어 척추가 밀리는 증상이 생기더라도 성인은 심한 신경성 간헐적 파행증이 동반된다. 척추뼈가 앞으로 밀리면서 신경을 누르기 때문이다.

노화로 생기는 퇴행성척추전방전위증은 허리는 물론 다리까지 통증이 있고, 오래 걸으면 다리가 터질 듯 아파서 걷다가 앉아서 쉬어야 하는 신경성 간헐적 파행 증상이 나타난다.

디스크의 속병, 디스크 내장증

가벼운 교통사고나 무리한 운동으로 허리를 삐끗했다가 오래 고생하는 사람을 본 적 있을 것이다. 처음에는 심하게 다치지도 않았고 X-ray 사진도 깨끗해서 대수롭지 않게 넘겼으나, 시간이 지날수록 허리 통증이 심해진다. 원인 모를 요통에 디스크 질환을 의심하여 X-ray를 찍어보지만, 딱히 튀어나온 디스크도 없고 눌린 디스크도 없으니 답답한 노릇이다.

그런데 이런 사람들의 척추를 MRI로 찍어보면 디스크가 새까맣게 찍히는 경우가 많다. 정상적인 디스크가 하얗게 찍히는 것을 떠올리면, 뭔가 병증이 생긴 것임을 알 수 있다. 이렇게 까만 디스크를 '흑색 디스크'라고 하는데, 디스크 내장증을 가리킨다.

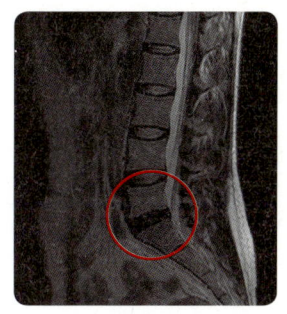

디스크 내장증에 걸리면 MRI 사진에 디스크가 까맣게 보인다

흔히 디스크 질환이라고 하면 디스크가 튀어나와 신경을 누르는 것만 생각하는데, 디스크 내장증처럼 속으로 골병이 드는 수도 있다. 이 질병에 걸리면 디스크 자체의 성질이 달라지거나 디스크 수핵을 둘러싸고 있는 섬유륜이 망가져 만성 요통이 유발된다. 디스크가 돌출하지 않았기 때문에 X-ray로는 알 수 없고, MRI 검사로만 병증을 알 수 있다.

디스크 내장증은 교통사고에서 분쟁의 원인이 되기도 한다. 사고 직후에는 MRI 검사를 해도 까맣게 나오지 않고, 적어도 수개월에서 1~2년은 지나야 까맣게 나오기 때문이다. 그래서 교통사고 후 디스크 내장증이 나타나면, 이것이 교통사고에 의한 것인지, 기왕증인 퇴행성 흑색 디스크인지를 두고 의견이 엇갈리기도 한다. 디스크 내장증이 있어도 30% 정도는 통증을 느끼지 못하고 지나가기도 한다.

몸을 구부리면 더 아프다

디스크 내장증이 생기면 앉아 있기 힘들고 무거운 물건을 들거나 허리를 앞으로 굽히면 통증이 더욱 심해진다. 또 앉았다 일어날 때는 아프지만 누우면 증상이 사라진다는 특징이 있다.

디스크 내장증으로 디스크가 손상되면 허리에 실리는 무게를 감당하는 능력이 떨어져 조금만 무리를 해도 허리가 쉽게 아프다. 또한 내장증으로 인한 요통은 무리할 때마다 반복적으로 나타나면서 만성화가 된다. 이처럼 디스크는 한 번 망가지면 복원할 수 없으므로 미리 조심하고 관리하는 게 최선이다.

성장기 청소년에게 나타나는 척추측만증

"왜 이리 삐딱하게 있니? 똑바로 좀 앉아라!"

청소년 자녀를 둔 집 안에서 흔히 들을 수 있는 잔소리다. 그런데 어쩌면 아이에게 매우 억울한 말일지도 모른다. 나름대로는 반듯하게 앉으려고 애를 쓰는 중일 수 있기 때문이다. 척추측만증으로 척추가 휘어 있으면 아무리 노력해도 자세가 삐딱하고 불량해진다.

건강한 척추는 앞이나 뒤에서 보면 곧은 일자이고, 옆에서 보면 부드러운 S자이다. 그런데 척추측만증은 정면에서 보았을 때 S자로 휘어져 있다. 옆으로 휘어 들어간 부분이 만(灣) 같다고 해서 붙여진 이름답다. 선천적으로 척추가 휘어지기 쉬운 구조이거나, 신경이나 근육의 이상으로 척추측만증이 생기기도 하지만, 전체의 85% 정도가 원인을 알 수 없는 경우에 해당한다.

척추측만증은 청소년기에 볼 수 있는 아주 흔한 증상으로, 이 시기에 발생하는 척추측만증의 원인은 정확하게 밝혀지지 않았다. 만일 자녀가 계속해서 한쪽으로 기우뚱하게 앉거나 계속해서 잘못된 자세를 유지한다면 전문적인 검사를 받게 할 필요가 있다.

심한 경우에는 육안으로 확인할 수도 있다. 반듯이 선 상태에서 양쪽 어깨의 높이가 다르거나, 등 뒤에서 보았을 때 견갑골이 튀어나오거나 등이 불균형하게 튀어나와 있다면 척추측만증을 의심해볼 수 있다.

전문가들은 척추측만증을 연탄가스 중독에 비유하기도 한다. 부지불식간에 스며들고, 한번 몸에 들어오면 돌이킬 수 없기 때문이다. 한번 척추가 휘어지면 계속 휘어져 나중에는 심각한 문제가 생길 수 있다. 특히 청소년기의 척추측만은 성장을 저해하고 집중력을 떨어뜨리며, 심하면 만성적인 요통으로 이어질 수 있으므로 주의를 요한다.

척추측만증 치료는 심하면 수술을 해야 하지만 대부분은 자세 교정과 운동만으로도 좋아질 수 있다. 중요한 것은 조기발견과 치료이고, 그보다 더 중요한 것은 바른 자세의 습관화를 통한 '예방'이다.

꼬부랑 할머니의 허리, 척추후만증

길을 걷다 보면 할미꽃처럼 허리가 꼬부라진 할머니를 볼 수 있는데, 이렇게 꼬부라진 허리가 '척추후만증'의 전형적인 모습이다. 정상적인 척추뼈는 옆에서 보면 목부터 허리까지 앞으로 볼록하게 휘어져 있지만, 척추후만증은 말 그대로 척추뼈가 뒤로 휘어져 있다. 척추측만증이 청소년기에 많이 나타난다면 척추후만증은 60대 이후의 노인에게 많이 발견된다.

원인은 다양하지만 대표적인 것이 '노화로 인한 퇴행'이다. 나이가 들면서 척추를 받치는 인대와 근육이 약해지고 디스크도 납작해진다. 척추뼈에 골다공증이 생길 뿐 아니라 허리의 힘이 약해져 점차 허리가 앞으로 굽게 된다. 이외에 쪼그리고 앉아 장시간 일하는 자세도 허리를 굽게 하는 중요 원인이다.

척추후만증이 심한 노인은 여러 가지로 생활이 불편하다. 척추의 불균형으로 만성적인 요통에 시달릴 뿐 아니라 계단이나 언덕을 오르기 어렵고, 심하면 평지에서도 걷기 힘들어진다. 또 시야가 제한되어 위급 상황에도 대처하기 어렵다.

척추후만증은 남성보다 여성에게 많이 나타난다. 여성은 폐경으로 골다공증이 생길 위험이 많은데, 이처럼 골다공증이 있으면 척추가 약해져 가벼운 외상에도 쉽게 변형될 수 있다. 요즘에는 젊은 여성들에게도 척추후만증이 생길 가능성이 커졌다. 무리한 다이어트로 골다공증의 위험에 노출되어 있는데다가, 굽 높은 하이힐을 즐겨 신어 척추 변형이 생기기 쉬운 까닭이다. 특히 하이힐을 신으면 체중이 앞으로 쏠려 자연스럽게 허리를 뒤로 젖히게

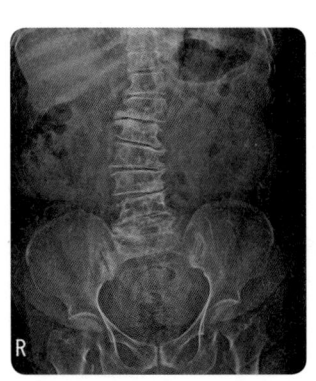

정상적으로는 일자로 보여야 할 척추뼈가 완만한 S자로 휘어 있다

되는데, 이로써 척추 변형이 오기 쉽다.

　허리디스크와 척추관협착증이 있을 때도 척추가 뒤로 휠 수 있다. 이러한 척추질환은 척추후만증을 일으키는 직접적인 원인이라기보다 삐져나온 디스크와 좁아진 척추관으로 생긴 통증을 덜어보려고 편한 자세를 취하다가 척추를 변형시키는 경우라고 보아야 한다.

　선천적으로 척추가 뒤로 휜 사람도 있으나 그런 경우를 제외하고는 노화와 나쁜 자세가 척추후만증의 가장 큰 원인이다. 그러므로 이를 예방하기 위해서는 올바른 자세를 갖는 것이 무엇보다 중요하다. 일단 구부정하게 앉는 습관을 버려야 한다. 앉을 때에는 허리를 곧게 펴고 턱은 가슴 쪽으로 끌어당기듯 반듯하게 앉는다. 직업 상 허리를 구부리는 일이 많거나 습관적으로 쪼그리고 앉는 사람이라면 틈틈이 허리를 뒤로 젖혀주도록 한다.

뼈가 찌그러진 압박골절

　노인이나 여성들 중에는 가벼운 교통사고나 낙상 등의 작은 충격에도 뼈가 부러지고 찌그러져 오랫동안 치료를 받는 사람이 있다. 똑같이 외부의 충격을 받아도 유독 더 많이 다치고 오래 치료를 받는 것은 뼈가 약하기 때문이다. 척추가 튼튼하면 큰 교통사고나 추락 사고가 아닌 한 골절이 생길 염려가 없다.

　외부의 충격에 의해 척추뼈가 납작하게 찌그러지는 증상을 '압박골절'이라고 하며, 골다공증으로 골밀도가 낮아진 사람에게는 더욱 쉽게 발생한다. 골다공증은 뼛속이 단단하게 꽉 차 있지 않고 스펀지처럼 작은 구멍이 많아져 쉽게 무르고 부서지는 상태를 말하는데, 이 상태에서 충격이 가해지면 뼈가 납작하게 찌그러지게 된다.

노인들이 엉덩방아를 찧을 때 가장 많이 다치는 부위가 등뼈(흉추)인 흉추12번과 허리뼈(요추)의 첫 부분인 요추1번이다. 척추에서 등뼈는 거의 움직이지 않는 부위이고, 허리뼈는 자유롭게 움직일 수 있는 부위이다. 미끄러져 엉덩방아를 찧으면 움직이지 않는 부위와 잘 움직이는 부위의 경계에 충격이 가장 심하게 가는데, 그게 흉추12번과 요추1번인 것이다.

이처럼 충격을 받으면 X-ray 사진 상 사각형이던 척추뼈가 찌그러져 앞이 납작해진 삼각형 모양이 된다.

압박골절이 생기면 골절된 부위에 극심한 통증이 생기지만 척수가

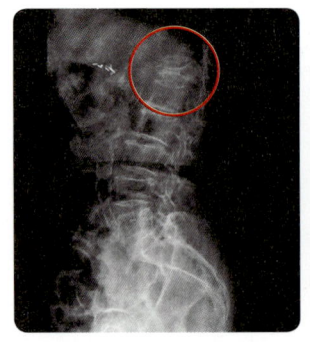 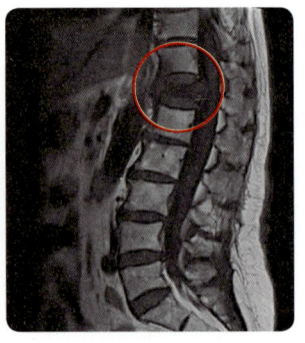

외부의 충격이나 압력에 의해 척추압박골절이 생긴 모습(흉추12번).
X-ray 사진(좌)과 MRI 사진(우)으로 척추뼈가 찌그러진 것을 확인할 수 있다.
MRI 상 골절 부위는 척추뼈가 까맣게 보인다

골다공증과 척추질환의 상관관계

골다공증이란 뼛속이 단단하지 않고 스펀지처럼 구멍이 숭숭 뚫린 상태를 말한다. 이처럼 골밀도가 낮아지면 작은 충격에도 쉽게 뼈가 부러지거나 부서질 수 있다. 뼈가 약해지는 것은 노화의 자연스런 과정으로 보통 30세 이후부터 골밀도가 떨어지기 시작하며, 여성은 폐경기 이후에 3배 이상 골밀도 저하가 진행된다. 요즘은 다이어트로 인한 영양 불균형과 운동 부족 등으로 젊은 사람들 중에도 골다공증이 많다.
골다공증은 뼈가 다치기 전에는 자각증상이 없기 때문에 방심하기 쉽다. 정기적으로 골밀도를 점검하고 좋은 생활습관을 유지해 미리 예방하도록 한다.

1 칼슘이 함유된 음식을 먹는다.
칼슘을 충분히 섭취하면 골밀도가 증가하고 뼈가 단단해진다. 칼슘이 많이 함유된 음식으로는 우유, 치즈, 멸치 등이 있는데, 음식만으로 하루 칼슘권장량(1,000~1,500mg)을 채우기 어렵다면 칼슘약을 섭취해 보충한다.

2 꾸준히 운동을 한다.
사람의 뼈는 힘을 받으면 단단해지는 성질이 있어서 걷기 등을 하면 골밀도를 높일 수 있다. 한 조사에 의하면 폐경기 여성들에게 걷기, 조깅, 계단 오르기 같은 운동을 9개월간 시켰더니 골밀도가 5.2%나 증가했다고 한다. 급격하고 무리한 운동보다는 생활 속에서 꾸준히 운동하는 게 중요하다.

3 하루에 한 번 햇볕을 쬔다.
골밀도를 높이는 데 칼슘이 중요하지만, 칼슘을 몸 안에 흡수할 수 있게 해주는 비타민D가 없으면 아무 소용이 없다. 비타민D는 음식으로 섭취할 수도 있지만 주로 자외선에 의해 피부에서 생성되므로 바쁘더라도 틈틈이 햇볕을 쬐는 시간을 갖도록 하자. 다만, 햇볕으로 형성되는 비타민D의 양은 하루 필요량의 약 30%밖에 되지 않는다고 한다. 식품보조제로 나온 비타민D를 복용해 칼슘 흡수율을 높이도록 하자.

손상된 경우가 아니라면 다리 저림이나 마비 증상은 거의 나타나지 않는다. 그러나 치료를 소홀히 하면 허리가 뒤로 굽는 척추후만증이 되기도 하므로 세심한 치료가 필요하다.

압박골절은 골다공증처럼 뼈가 약해진 상태에서 생기므로 이를 예방하기 위해서는 골다공증을 치료하고 뼈를 튼튼히 하는 것이 중요하다.

현대인에게 많이 나타나는 목디스크

살림꾼으로 소문난 한 50대 주부는 몇달 전부터 등과 어깨가 아프고 팔이 저리는 느낌을 받았다. 청소, 설거지, 빨래 등 아무리 해도 표나지 않는 집안일을 하느라 생긴 근육통이려니 생각하고 병원에 갈 생각은 하지 않았다. 그런데 며칠 전부터 팔에서 손가락까지 저려오자 덜컥 겁이 나서 부랴부랴 병원을 찾았다.

사무실에서 하루 종일 컴퓨터 작업을 하는 30대 남성 컴퓨터 프로그래머는 언젠가부터 손목과 팔이 저리고 뻐근한 느낌이 들었다. 특히 컴퓨터나 스마트폰을 쓸 때 통증이 심했다. 팔과 손목이 아프니 당연히 손목 관절에 문제가 생긴 것으로 여기고, 좀 쉬면 나아지겠지 하며 대수롭지 않게 넘겼다. 그런데 최근에 갑자기 일을 할 수 없을 정도로 통증이 심

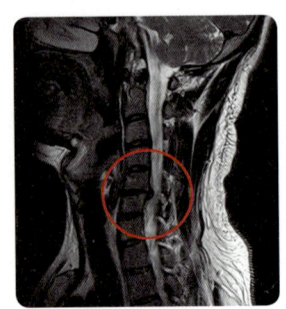

디스크가 삐져나와 목뼈 신경을 건드리고 있다

해져 병원 검사를 받았다.

진찰 결과, 두 사람의 병명은 목디스크였다. 목디스크는 상태가 심각해지기 전까지 일반적인 근육통이나 오십견 등으로 알고 방심하다가 증세가 심해지고 나서야 병을 알게 되는 경우가 적지 않다. 목만이 아니라 어깨나 팔 등의 연결 부위까지 아프기 때문에 전문의가 아니면 정확한 병증을 알아차리기 어렵다.

목디스크인데 손가락이 아픈 이유

목디스크는 목뼈 사이에 있는 디스크가 뒤쪽으로 삐져나와 신경을 누르면서 통증이 생기는 병이다. 목 부위에 문제가 있는데 어깨와 팔, 손이 저리고 아픈 것은 목뼈에 있는 신경 때문이다. 목뼈 신경은 목을 타고 내려오다가 어깨를 거쳐 팔과 손가락 끝까지 연결되어 있다. 그래서 목뼈의 디스크가 뒤쪽으로 삐져나와 신경을 누르면, 해당 부위뿐 아니라 신경이 연결된 모든 부위가 다 아프게 된다.

디스크가 신경을 누르는 강도가 셀수록 통증이 더 넓게 확산된다. 따라서 손가락까지 아픈 것은 목디스크가 그만큼 심하다는 뜻이다. 후두통을 호소하는 경우도 상당히 있다.

목뼈(경추)는 모두 7개의 마디로 이루어져 있으며, 이 가운데 어떤 마디의 디스크가 삐져나왔느냐에 따라 증상이 조금씩 다르게 나타난다. 경추4번과 5번(C4-5) 사이의 디스크가 삐져나오면 주로 어깨와 등에 통증이 생기고, 경추5번과 6번(C5-6) 사이에 문제가 있으면 엄지손가락의 통증과 함께 이두박근의 감각이 약해진다. 경추6번과 7번(C6-7)

사이의 디스크가 삐져나오면 검지와 중지에 통증이 생기고, 어깨 밑의 근육인 삼두박근이 약해져 팔을 들어 올리지 못하게 된다.

목디스크는 70% 이상이 경추5번과 6번(C5-6), 6번과 7번(C6-7) 사이에서 주로 발생하는데, 둘 다 손가락까지 이어지는 신경과 가까이 있는 디스크들이다. 이런 이유로 목디스크가 생기면 통증이 목에서 어깨, 등, 팔로 뻗어가고, 나중에는 손가락까지 저리고 마비되는 증상으로 이어지게 된다.

목디스크가 생기는 이유

목디스크가 생기는 가장 큰 이유는 나쁜 자세 및 노화이다. 모든 신체기관이 그렇듯 목뼈도 노화한다. 뼈는 약해지고 디스크의 수핵은 수분이 점점 줄어 딱딱해지며, 수핵을 둘러싼 섬유륜은 낡아서 찢어진다. 노화로 인한 목디스크는 주로 40, 50대 중장년층에서 발생한다.

디스크가 삐져나오지 않아도 목디스크가 발생하는 경우가 있다. 척추가 노화하면서 목뼈 끝에 가시 같은 뼈, 즉 뼈돌기가 자라나 신경을 눌러 통증을 유발하는 경우이다. 이 같은 증세는 주로 경추5번과 6번(C5-6), 6번과 7번(C6-7)에서 많이 나타나는데, 이는 목뼈 중 밑부분에 위치해 압력을 많이 받기 때문이다.

요즘 목디스크로 병원을 찾는 사람들 중에는 20, 30대 젊은 직장인과 학생들이 적지 않다. 컴퓨터를 사용하여 일이나 공부를 할 때 목을 앞으로 빼고 어깨와 허리는 구부리는, 일명 '거북목 자세'를 취하기 때문이다. 이런 자세를 오래 하면 목뼈가 부자연스럽게 꺾이면서 뼈 사이에 있는 디스크가 삐져나올 가능성이 크다. 또 스마트폰을 사용할 때도 고개를 숙인 채 구부정하게 있는 경우가 많은데, 이 같은 자세도 목뼈에 부담을 주어서 목디스크를 일으킬 위험이 크다. 이외에 장시간 고개를 숙이고 공부하거나, 높은 베개를 베고 자거나, 소파 팔걸이에 목을 대고 누워 TV를 시청한다거나 하는 일상적인 습관도 목뼈에 치명적인 영향을 미친다.

목은 사람의 신체에서 매우 중요한 부위이다. 뇌를 떠받치고 있을 뿐 아니라 온몸의 신경과 연결된 중추신경이 목에서 시작되기 때문이다. 아주 드문 일이기는 하지만 목뼈의 디스크가 삐져나와 중추신경인 척수를 누르면 온몸이 마비될 수 있다. 허리디스크는 최악의 경우 하반신이 마비되지만, 목디스크는 사지가 마비될 수도 있다.

목디스크 예방을 위한 컴퓨터와 스마트폰 사용법

우리가 사용하는 첨단 기기와 최신식 작업환경은 생활을 편리하게 해주는 대신 좋은 자세를 갖기 어렵게 만들기도 한다. 대표적인 것이 스마트폰과 컴퓨터이다. 스마트폰을 사용할 때에는 고개를 숙여서 보지 말고 눈높이까지 올려서 보도록 한다. 또 컴퓨터를 사용할 때에는 눈과 화면 사이에 30cm 정도 간격을 둔다. 이 간격을 유지하기 위해서는 컴퓨터의 글자 크기를 중간 정도로 해서, 떨어진 상태에서도 글씨가 선명하게 보이도록 해야 한다. 글씨가 작으면 자기도 모르게 목을 앞으로 내밀게 되기 때문이다. 또한 컴퓨터 화면을 눈높이에 맞추어 고개가 숙여지거나 위로 들리지 않도록 한다. 일자목을 방지하려면 마우스와 키보드를 몸에 최대한 가까이 놓고 사용하는 것이 좋다. 몸에서 멀리 떨어져 있으면 팔을 길게 뻗게 되고, 그러면 어깨와 목도 덩달아 앞으로 나가게 된다. 어떤 상황에서든 목을 내밀지 않고 어깨에 과도하게 힘이 들어가지 않도록 하는 게 중요하다.

이처럼 목디스크는 매우 위험한 병이지만 조기에 발견하고 관리만 잘하면 안심하고 고칠 수 있는 병이기도 하다. 대부분 수술 없이 치료할 수 있다. 우리 병원을 찾는 목디스크 환자의 80~90%는 고주파수핵감압술, 경막외신경성형술과 같은 비수술 요법으로 치료하고 있다. 목디스크 증상이 오래되면 비수술로 치료하지 못할 수도 있으니 반드시 조기에 검진하여 치료받도록 한다.

목의 신경 통로가 좁아진 목척추관협착증

'목 뒤가 아프고 움직이기가 불편하다.'
'어깨에서 팔, 손가락까지 아프고 저리다.'

위의 증상만 보면 목디스크와 다를 바가 없다. 하지만 이것은 목척추관협착증 환자가 말하는 증상들 중 일부이다. 이처럼 목척추관협착증의 초기 증세는 목디스크와 구분하기 어렵지만, 발병 원인은 전혀 다르다.

척추는 50대에 이르면 본격적인 노화가 진행되어 척추 안의 신경 통로인 척추관이 좁아지고 주변의 인대가 비대해져 척추관협착증이 생기게 된다. 이 같은 척추관협착증이 허리에 나타나면 허리척추관협착증, 목에 나타나면 목척추관협착증(경추관협착증)이라 한다.

목척추관협착증은 목 부위의 척추관이 다양한 원인에 의해 좁아지고, 그 안의 신경이 눌려 통증이 생기는 질환이다. 척추관 내의 신경들이 목부터 팔까지 이어지기 때문에 목뿐 아니라 팔까지 통증이 나타나며, 이는 목디스크 증상과 같다. 다만, 목디스크는 통증과 감각 이상 증세가 비교적 빠른 시간 안에 나타나고 중간에 가끔 증세가 호전되기도 하지만, 목척추관협착증은 서서히 진행되고 시간이 갈수록 통증이 심해진다는 특징이 있다. 또한 목 부위의 척추관은 다리로 이어지는 신경도 지

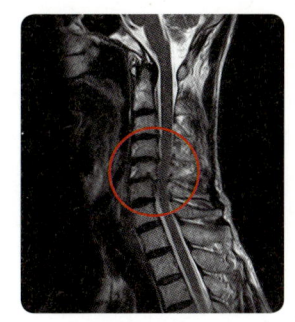

경추관협착증이 생겨
신경 통로가 좁아져 있다

나기 때문에 그대로 방치할 경우 다리의 감각까지 둔해져 걷기가 힘들어진다. 목이나 팔에 아무런 통증이 없는데, 다리에 힘이 빠져 술 취한 사람처럼 비틀비틀 걷게 되기도 한다.

X-ray 촬영으로는 목 부위 척추관의 퇴행 상태를 정확히 파악할 수 없고, MRI 검사를 해야만 상태와 눌린 신경 부위를 파악할 수 있기 때문에 목척추관협착증의 정확한 진단과 치료를 위해서는 MRI 검사가 필수적이다.

선천적으로 척추관이 좁아서 발생하기도 하지만 대부분은 노화가 원인이고, 척추의 노화를 재촉하는 잘못된 자세와 생활 습관도 문제이다. 그러므로 같은 자세로 오래 있지 않도록 주의하고, 쉬는 시간에 틈틈이 스트레칭을 한다.

목척추관협착증은 초기에는 다양한 비수술 요법으로 치료가 가능하다. 그러나 비수술로 증상이 개선되지 않거나, 팔다리의 힘이 약해지는 증상이 나타나면 척추관을 확대시키는 수술을 해야 한다.

척추질환은
처음 대처가 중요하다

요통이나 척추질환이 있는 사람들에게 왜 아프게 되었느냐고 물어보면 대부분 어떤 계기로 증상이 시작되었다고 말한다. 이삿짐을 옮기다 허리를 삐끗했거나, 격렬한 운동을 하다가 다쳤거나, 욕실에서 미끄러졌거나…. 살다보면 이처럼 허리를 다치고 목을 삐끗하는 일이 다반사로 일어난다.

작은 증상에서 비롯된 척추질환도 많다. 나쁜 자세로 인한 미세한 통증과 불편을 미리 알아차리지 못하고 방치하거나, 사고로 생긴 통증에 효과적으로 대처하지 못해 만성 요통이나 허리디스크 등의 병을 만드는 경우가 그렇다.

예상치 못한 사고에 의한 것이든 작은 통증을 방치한 탓에 얻게 된 것이든, 초기 대응이 중요하다. 통증이 발생했을 때 어떻게 대처하느냐에 따라 무탈하게 넘어갈 수도 있고, 큰 병을 얻게 될 수도 있다.

그렇다면 갑자기 허리를 다쳤을 때 어떻게 대처하면 좋을까? 병원에 가기 전까지 스스로 할 수 있는 방법을 단계별로 알아보자. 만약 2~3일 이상 안정을 취하면서 통증에 대처했는데도 가라앉지 않는다면 즉시 병원을 찾아 치료를 받도록 한다. 허리가 불편하다고 누워 보내는 시간이 길어지면 허리 근육이 약해져 회복이 늦어질 수 있다.

1단계 : 편안한 자세로 안정을 취한다

허리를 삐끗했을 때 가장 우선적으로 해야 할 일은 안정을 취하는 일이다. 허리에 부담을 주지 않도록 편안하게 눕되, 가능하면 허리보다 머리를 높게 두는 것이 좋다. 또 등을 바닥에 대고 눕기보다는 옆으로 눕는 것이 통증 해소에 도움이 된다. 옆으로 누울 때 다리 사이에 베개 등을 끼우면 허리의 부담을 더 줄일 수 있다.

성급하게 움직이다가는 증상이 더 악화될 수 있으므로 되도록 움직이지 말고, 부득이하게 움직여야 할 때에는 숨을 고른 다음 천천히 움직인다. 안정을 취했는데도 통증이 가시지 않으면 염증이 생겼다고 보아야 한다. 염증이 심해지지 않도록 아스피린이나 타이레놀 같은 진통소염제를 먹을 수도 있다.

2단계 : 냉찜질을 한다

처음 1~2일은 아픈 부위에 냉찜질을 한다. 수건을 찬물에 적신 후 냉장고에 잠시 넣어두었다가 사용한다. 얼음주머니를 사용할 때에는 수건으로 한 번 감싸서 아픈 부위에 올려놓는다. 찜질 시간은 20분 이내로 자주 하되, 냉찜질을 오래하면 동상이나 조직 손상의 위험이 있으므로 피부색이 변하면 즉시 중단한다. 증상이 심하지 않을 때에는 약국에서 파는 쿨파스를 이용하는 것도 괜찮다.

아픈 부위를 차갑게 하면 체온이 떨어져 신체의 대사 활동을 늦추게 되고, 이로써 염증과 붓기가 가라앉게 된다. 또한 감각 신경을 둔하게 만들어 손상 입은 부위의 통증을 감소시키고, 혈관을 수축시켜 내부 출혈을 줄이는 효과가 있다.

3단계 : 뜨거운 찜질을 한다

안정을 취하고 냉찜질을 하면 염증과 붓기가 가라앉는다. 보통 3일 정도 지나면 통증이 많이 줄어드는데, 이때부터는 뜨거운 찜질을 해준다. 뜨거운 물에 적셨다가 짠 수건을 이용하거나, 물에 적신 수건을 전자레인지에 3분 이내로 돌려 사용해도 좋다. 시중에서 파는 핫팩도 괜찮다.

뜨거운 찜질은 30분~1시간 정도 하는 것이 적당하다. 자칫 잘못하면 화상을 입을 수 있으므로 찜질을 한 채로 잠이 들거나 오랫동안 찜질을 하지 않도록 주의한다. 몸을 따뜻하게 하면 긴장된 근육이 풀리고 혈액순환도 좋아져 통증 해소에 도움이 될 뿐 아니라 손상된 조직을 회복하는 데에도 도움이 된다.

집에서 하는 찜질은 피부 밑 1cm 이내에만 열이 전달되는데, 통증은 그보다 훨씬 깊은 곳에서 발생하는 경우가 많으므로 찜질만으로는 통증을 근본적으로 해소시키기 어렵다. 따라서 찜질을 해도 통증이 가라앉지 않으면 참으면서 버티지 말고 즉시 병원을 방문하도록 한다.

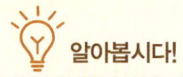 알아봅시다!

급성 요통을 달래주는 바른 자세

갑자기 허리가 아프면 그 순간 어떤 자세로 있어야 하는지 몰라 당황할 수 있다. 일단 아프지 않은 자세를 찾는 것이 급선무이고, 그 다음으로는 증상을 더 이상 악화시키지 않는 안전하고 바른 자세를 취하는 것이 중요하다. 급성 요통은 때와 장소를 가리지 않고 찾아올 수 있으므로 허리에 가장 부담이 되지 않는 자세를 알아두면 도움이 될 것이다.

1. 무릎을 구부리고 누우면 허리 통증을 해소하는 데 도움이 된다. 이때 무릎 밑에 베개나 쿠션을 넣어주면 자세를 유지하는 데 도움이 된다.

2. 옆으로 눕는 자세도 허리에 부담을 적게 하여 통증을 덜어준다. 이때 턱과 무릎을 가슴 쪽으로 당겨서 허리가 일직선이 되지 않도록 한다. 엄마 배 속의 태아를 연상하면 되는데, 이렇게 하면 허리에 실리는 무게를 덜 수 있다.

3. 방바닥에 등을 대고 누워 의자나 침대 위에 발을 얹은 자세도 좋다. 머리와 엉덩이 밑에 베개를 받치고, 상체가 최대한 의자에 가까이 붙도록 눕는다.

4. 바닥에 앉을 수 있으면 등을 벽에 붙여 기대앉는다. 이때 무릎을 세우고 양팔로 무릎을 감싸 안으면 통증 완화에 도움이 된다. 이 자세 역시 엄마 배 속의 태아와 비슷한 모습으로, 허리에 실리는 무게를 덜어준다.

5. 의자에 앉을 때에는 한쪽 다리를 구부리고 무릎을 가슴 쪽으로 당겨서 발뒤꿈치를 의자 위에 올려놓는다.

6. 요통이 있을 때에는 기침만 해도 통증이 심해진다. 이런 경우에는 무릎을 구부린 채로 몸을 낮추고 기침을 하면 허리에 충격이 덜 간다.

척추질환자의 80~90%는 비수술로 치료할 수 있다

 가끔 먼 곳에 사는 지인들로부터 디스크나 요통 등의 척추질환을 어떻게 치료해야 할지 상담하는 전화가 걸려온다.
 "허리가 많이 아픈데 어떻게 하지요? 수술해야 할까요?"
 수술할 걱정부터 하는 지인에게 최근에 무리한 적은 없는지, 언제부터 아팠는지 차근차근 물어보고, 심하지 않으면 집이나 사무실에서 주의해야 할 사항과 통증 해소에 도움이 되는 스트레칭이나 자세를 알려준다.
 "일단 알려준 대로 일주일 정도 해보고, 그래도 아프면 가까운 병원에 가거나 다시 연락하세요."
 오래된 증상이 아니라면 스스로 조심하고 틈틈이 스트레칭하면서 뭉친 근육을 풀어주는 것만으로 대개 좋아진다. 필자(김도형 원장)도 수련의 시절에 무리하여 디스크가 터진 적이 있고, 몇년 전에는 교통사고까지 당해서 지금도 과로하면 허리와 등으로 통증이 밀려온다. 하지만 수술하지 않고 잘 지내고 있다. 초기에 증상이 심했을 때에는 주사를 맞으면서 통증을 이겨냈고, 지금은 허리에 무리가 가지 않도록 자세를 바르게 하면서 틈틈이 스트레칭을 한다. 살이 찌면 척추가 불편하다는 신호를 보내오기 때문에 살이 찌지 않도록 식사를 조절하고 자주 운동하려고 노력한다. 환자들에게도 심하지 않은 경우에는 효과가 좋은 스트레칭과 운동을 알려주어 스스로 극복할 수 있도록 돕는다.

자세 교정과 운동 등으로 증상이 호전된다면, 그것을 꾸준히 하면 된다. 만약 좋아지지 않으면 병원에 가야 하는데, 병원에 가도 수술을 해야 하는 경우는 극히 드물다. 허리와 목이 아파서 병원을 찾는 사람들 가운데 약 80~90% 이상이 비수술 요법으로 나을 수 있다.

최근에는 수술용 칼로 몸을 절개하는 대신 주삿바늘 같은 간단한 장비로 통증 부위를 찾아내 증상을 개선시키는 다양한 비수술 요법들이 있다. 이런 치료법은 통증 해소나 여타의 증상 개선에 있어 수술과 거의 비슷하거나 오히려 더 나은 효과를 보이는 경우가 많다.

그런가 하면, 척추질환에서는 비만이 문제 되는 경우가 종종 있다. 특히 요통으로 고생하는 노인 환자들 중에는 운동과 담 쌓고 지내면서 남는 시간에 먹는 것으로 소일하여 통증의 악순환에 빠진 분들이 많다. 치료를 위해서는 복부 비만에서 탈출하는 게 급선무이지만 젊은이들처럼 적극적으로 다이어트를 권하기가 어려워 난감하기도 하다. 결국 치료 차원에서 생각해낸 처방이 바로 '하루에 한 번만 국 먹기'. 삼시 세끼 국이 없으면 밥을 못 드신다는 분들이 많지만, 염분이 많은 국은 다이어트를 방해하는 가장 큰 요인이라고 생각하기 때문에 그것만이라도 실천하기를 권했다. 그랬더니 국을 줄이거나 아예 끊은 분들은 체중이 많이 줄었고, 덕분에 척추질환도 많이 개선되었다.

특별한 문제가 없는데도 만성 요통에 시달리는 사람이 있다. 이런 경우는 고질적인 변비가 원인인 경우가 많다. 대장 운동을 돕는 치료를 하여 변비를 해소하면 통증이 사라지는 경우가 있다.

생활습관과 자세를 점검하고 잘못된 부분을 고치기만 해도 증상이 많이 좋아진다. 이러한 환자 개개인을 위한 맞춤 치료는 의사가 환자의 상태를 정확히 파악하고 있어야 가능하므로, 병의 원인을 파악할 시간과 환자의 적극적인 노력이 필요하다.

이와 함께 약물 요법, 주사 요법 등의 비수술 치료를 병행하면 더욱 효과적이다. 예를 들어 척추질환으로 통증이 있을 때 척추뼈나 신경을 건드리지 않고, 주변의 근육과 인대를 튼튼하게 해주기만 해도 통증이 사라질 수 있다. 통증 부위의 인대를 튼튼하게 해주는 인대강화주사 치료를 병행하면 좋은 효과를 볼 수 있다.

비수술 치료는 몸의 손상 없이 증상을 개선해주기 때문에 환자들에게는 무척이나 반가운 치료법이 아닐 수 없다.

비수술 치료는
조기 진단이 중요하다

　수술이 필요한 척추 환자는 많지 않고, 최근에는 안전하고 효과 좋은 비수술 요법들이 있는데도, 수술에 대한 오해와 두려움 때문에 치료를 미루다가 치료의 기회조차 놓치는 사람들이 있다. 정말 억울한 일이다.

　수술하지 않고 척추질환을 낫게 하려면 병이 심각해지기 전에 발견해 조기에 치료를 시작해야 한다. 병이 너무 오래되거나 심해지면 비수술로는 감당할 수가 없다. 그러므로 평소 자신의 몸에 관심을 갖고, 정기적으로 전문의의 검진을 받는 자세가 필요하다.

　'호미로 막을 일을 가래로 막는다'는 말이 있다. 일이 커지기 전에 처리하지 않고 방치했다가 나중에 크게 고생한다는 뜻인데, 척추질환에 딱 들어맞는 말이라고 생각한다. 일찍 발견하면 비수술로 치료해도 충분한데 이런저런 이유로 미루다 대수술을 해야 하는 상황이 벌어질 수 있다.

　비수술은 수술의 시기를 최대한 늦추어준다는 점에서도 중요하다. 통증의 원인을 완전히 제거하지는 않으므로 영구적인 치료법이 아니라고 할 수도 있겠으나, 그렇게 해서 수술을 미룰 수 있다면 그것만으로도 의미가 크다. 또한 비수술은 척추를 변형시키지 않기 때문에 수술을 비롯한 다른 치료법을 사용할 기회가 얼마든지 있다.

　수술을 하고 나면 돌이킬 수 없다는 사실을 잊어서는 안 된다. 예를 들어 튀어나온 디스크를 잘라내는 수술을 할 경우, 통증은 사라질지 몰라도 디스크를 잘라냈기 때문에 예전처럼 완벽한 쿠션 기능을 기대할 수는 없다. 수술을 하면 그 부위는 예전보다 약해질 수밖에 없고, 그런 이유로 이전과 같은 기능을 수행할 수도 없게 된다.

이처럼 한 번 변형된 척추는 되돌릴 수가 없고, 일단 수술을 한 다음에는 비수술 요법으로 치료하기도 어렵다. 그러므로 수술을 미룰 수 있는 비수술적 대안이 있다면 그 방법을 선택하고 수술은 최대한 미루는 것이 좋다.

수술의 적기를 놓치지 말라

　좋은 비수술 요법이 많고 치료 효과도 크지만, 그럼에도 불구하고 수술을 해야만 치료가 가능한 상황이 있다. 그럴 때에는 주저하지 말고 수술을 선택해야 한다.

　대학병원을 나와서 개원을 한 후 새롭게 알게 된 사실 하나가 환자들이 수술을 너무나 많이 꺼린다는 것이다. 수술에 대한 부담이 없을 수는 없겠지만, 예상했던 것보다 수술에 대한 거부감이 훨씬 컸다. 아픈데도 불구하고 수술은 절대로 안 하겠다는 사람이 10명 중에 9명 정도는 되었다. 대학병원은 수술이 급한 환자나 비수술적 치료를 다 받아보고 나서 최후의 방법으로 수술을 선택한 환자들이 많기 때문에, 수술에 대한 환자들의 거부감을 체감할 기회가 적었던 모양이다.

그런데 왜 이렇게 많은 사람들이 척추 수술을 꺼리는 것일까? 수술에 대한 거부감이 있는 사람들에게 그 이유를 물어보면 이렇게 말한다.

"아는 사람이 척추를 수술하고 나서 더 나빠졌어요."

"수술하고 후유증으로 고생하는 사람도 있대요."

이런 얘기들이 다 거짓이거나 헛소문은 아닐 것이다. 수술을 받은 모든 사람들이 다 완치되는 것은 아니니까. 수술을 하면 100명 가운데 90명 정도는 예후가 좋아서 건강을 되찾는다. 달리하면 이 말은 100명 중 10명은 치료를 해도 효과가 없거나, 최악의 경우에는 더 악화되기도 한다는 뜻이다. 결국 수술에 성공한 90%보다 실패한 10%에 더 크게 영향을 받는 것이니 뭐라 할 수도 없다.

수술은 신이 아닌 인간이 하는 일인지라 100% 완전무결하기 어렵다. 수술 성공률이 100%가 아니라는 이 냉정한 결과를 외과 의사로서 겸손하게, 그리고 무겁게 받아들인다. 그래서 수술에 대해 겁을 먹고 거부감을 갖는 사람들의 심정을 충분히 이해한다. 하지만 그런 거부감 때문에 최악의 상황이 되어 아무런 손을 쓸 수 없게 된다면 어떻게 하겠는가.

얼마 전 척추관협착증으로 허리와 다리가 아픈 지 20년이 넘었다는 70대 할아버지가 병원에 오셨다. 진료실에 들어올 때 다리를 심하게 저는 듯 보였는데, 말씀을 들어보니 평소에도 다리가 아파서 거의 걷지를 못한다고 했다. 몇년 전만 해도 30분 정도는 걸을 수 있었는데, 점차 걸을 수 있는 시간이 짧아져 나중에는 20분이 되다가, 5분이 되다가, 지금은 2~3분을 넘기기 어려울 정도로 통증이 심하다고 했다. 다리를 자세히 보니 발목에 마비가 와서 발이 덜렁덜렁했다. 어떻게 이 지경이 될 때까지 치료를 받지 않았는지 기가 막혔다.

"왜 그동안 치료를 안 받으셨어요?"

"척추 수술이 위험하다는 말을 하도 많이 들어서요. 솔직히 무섭기도 하고, 주위에서 말리는 사람도 많고…. 그런데 이제 못 참겠습니다. 수술이든 뭐든 하라는 대로 다 할 테니 제발 아픈 것만 낫게 해주십시오."

하지만 MRI를 찍어보니 여러 마디에 협착이 심해 수술도 힘든 상황이었다. 다리에 마비 증세가 오고도 몇 년을 버틴 터라 신경이 많이 손상되었는데, 이렇게 신경이 상하면 수술을 해도 통증이 낫지 않는다. 요단강을 건너기 전에 치료부터 하는 것이 중요하다.

반드시 수술해야 낫는 경우가 있다

'손가락 아끼다 손바닥 잃는다'는 말이 있다. 수술의 부담과 고통이 무서워서 피하다가는 더 큰 고통을 당할 수 있다. 비수술 치료를 우선적으로 하는 게 좋지만, 수술을 해야 한다면 그 시기를 놓쳐서도 안 된다. 무조건 비수술만 고집하면서 시간을 끌면 주변의 정상적인 조직까지 손상되어 수술조차 불가능해질 수 있으니 신속하고 현명하게 결정

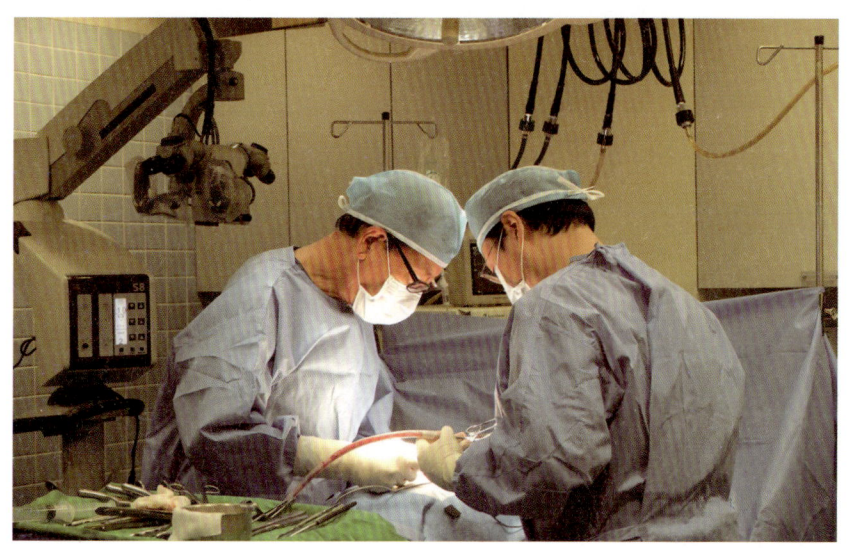

해야 한다.

'척추 수술 절대로 하지 말라'고 주장하는 사람도 있는데, 단언컨대 절대로 그렇지 않다. 수술을 맹신하거나 과잉 진료를 해서가 아니라, 인간다운 삶과 생명을 유지하기 위해 반드시 수술을 해야 하는 경우가 있다.

그러면 수술을 결정해야 하는 때는 언제일까? 척추질환을 치료할 때 수술이 최후의 선택이 되는 기준은 다음과 같다.

첫째, 비수술 요법으로 1년 넘게 치료를 했는데도 낫지 않는다면 수술을 고려해보아야 한다. 증상이 개선되지 않는데도 비수술 요법만을 고집하며 무턱대고 시간을 끄는 것은 바람직하지 않다. 치료 시기를 놓치지 않도록 적극적인 노력이 필요한 경우이다.

둘째, 마비 증세가 보이면 즉시 수술을 해야 한다. 디스크나 협착증이 심한 경우 처음부터 마비 증세가 오기도 한다. 비수술 치료를 받는 도중에 마비 증세가 올 수도 있는데, 이런 때에는 의사에게 상황을 말하여 즉시 수술을 받을 수 있도록 한다. 어느 부위에 마비가 왔다는 것은 그 부위의 신경이 더 이상 버티지 못하고 지쳐 쓰러졌다는 것이므로 그대로 방치해서는 안 된다.

허리디스크에 걸리면 다리에 통증이 오는데 심해지면 다리를 지나 발까지 통증이 오고, 발목과 발가락에 마비 증상이 나타난다. 보통 척추 아래쪽에 있는 요추4번과 5번에 체중이 많이 실려 그 사이의 디스크가 튀어나오는 경우가 많은데, 이 부위를 지나가는 신경이 다리로 이어지기 때문에 그런 증상이 나타나게 된다. 그러므로 다리에 감각이 무뎌지고 힘이 빠져 제대로 걷지 못한다면 즉시 수술을 받아야 한다.

셋째, 만성 디스크를 앓다가도 갑자기 극심한 통증이 찾아올 수 있다. 디스크라고 진단받은 후 적절한 치료를 하지 않으면 아프다 말다를 반복하는 만성 디스크가 되는데, 갑자기 디스크가 심하게 튀어나와 신경을 압박할 수 있다. 참을 수 없는 통증과 마비 증세가 함께 나타나면서 괄약근까지 마비 증세가 나타나 대소변을 가리지 못한다면 상태가 매우 심각한 것이다. 이런 증상이 나타난 후 곧 응급으로 수술을 받으면 대부분의 신경을 되살릴 수 있으나, 며칠이 경과하면 다리 마비 증세와 대소변 장애가 영원히 회복되지 않을 수 있다. 그러므로 늦지 않게 수술을 받을 수 있도록 신속히 대처해야 한다.

넷째, MRI 등의 검사를 했을 때, 디스크와 신경관의 거리가 지나치게 좁다면 수술을 받아야 한다. 비수술 요법으로 치료를 하려면 최소한의 공간이 있어야 한다. 그런데 내시경 및 시술 기구가 들어가기 힘들 정도로 척추관협착증이 심해 간격이 좁으면 수술을 할 수밖에 없다.

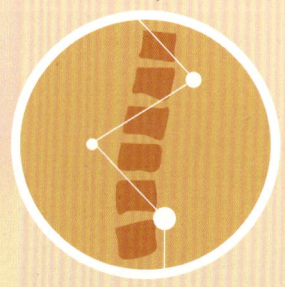

10년 묵은 통증이
눈 녹듯 사라지는 _____

Part
05

김영수병원의
척추 치료법

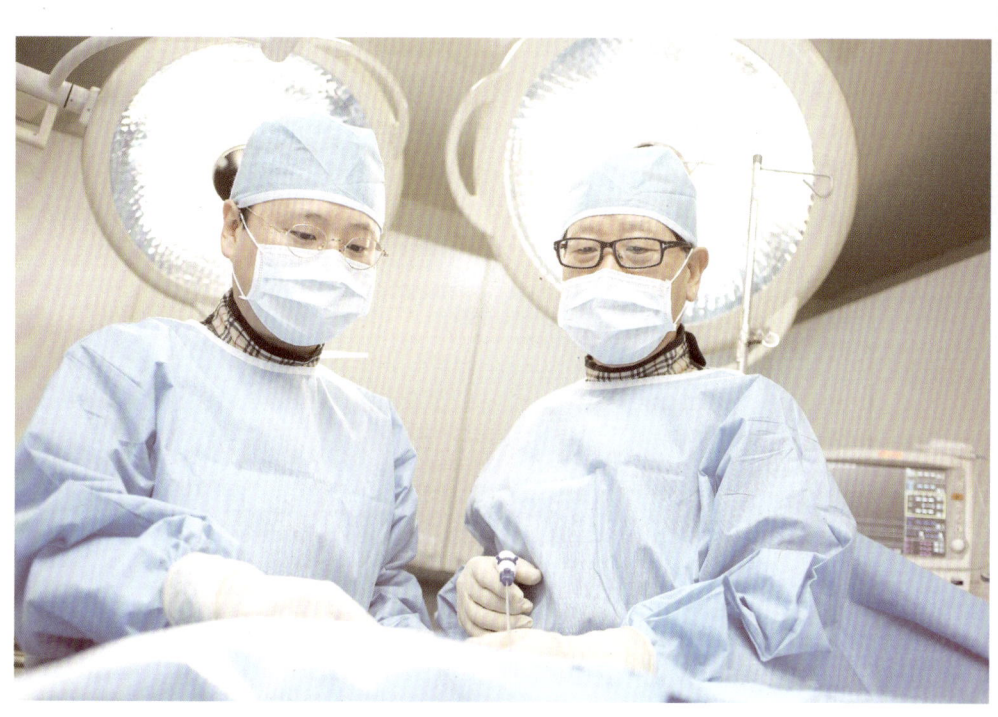

비수술적 치료법

목과 허리의 통증으로 병원을 찾으면 먼저 물리치료나 약물 치료 등의 보존적 치료를 받는다. 대부분은 이 단계에서 상태가 호전되지만, 병이 시작된 지 오래이거나 심해진 상태에서는 좀 더 적극적인 치료가 요구된다. 적극적인 치료라고 해서 수술을 의미하는 것은 아니다. 척추질환자 가운데 수술이 필요한 환자는 10% 미만이고, 90% 이상은 비수술적 치료만으로도 통증을 해소할 수 있다.

비수술적 치료는 피부 절개나 조직 손상 없이, 몸의 상태를 변형시키지 않는 한도 내에서 할 수 있는 가장 적극적인 치료이다. 비록 통증의 원인을 완전히 제거하지는 못하지만, 문제가 발생한 부위에 직접 치료를 하기 때문에 치료 효과가 매우 높다. 또한 신체에 주는 부담이 적어 임산부나 당뇨병 환자도 치료가 가능하고, 치료 후 곧 일상생활이 가능하다는 장점도 있다.

척추질환은 환자마다 원인과 증상이 매우 다양해서 이에 맞는 맞춤형 치료가 필요한데, 비수술적 요법이 그러한 치료에 적합하다. 첨단 의술과 장비를 이용한 비수술적 치료법을 증상에 맞게 종합적으로 사용함으로써, 환자에게 가장 알맞은 치료를 제공할 수 있다.

가벼운 척추관협착증 치료에 좋은 경막외신경성형술과 풍선확장술

경막외신경성형술이란 척추꼬리뼈 부분을 국소마취한 후에 첨단 투시기를 보면서 지름 1.7mm의 특수 카테터를 척추관 안으로 넣어 통증을 유발하는 디스크에 약물을 주입하는 치료법이다. 비교적 간단한 치료법으로 척추관 협착이나 허리디스크, 목디스크, 그리고 원인 모를 요통의 치료에 효과적이다.

특히 디스크를 동반한 가벼운 척추관협착증에 탁월한 효과가 있다. 이런 경우는 카테터가 척추관에 들어가서 신경 주위에 유착된 부분을 박리하고 약물을 넣는 두 가지 효과를 기대할 수 있다. '경막'이란 척수신경을 싸고 있는 단단하고 동그란 막을 말하는데, 척추관 안을 지나는 경막의 바깥쪽에 약물이 들어가기 때문에 '경막외'라고 한다. 이때 약물은 달라붙은 신경막을 부드럽게 해주는 윤활유 역할을 한다.

최근에는 풍선이 달린 카테터가 개발되어 널리 사용되고 있는데, 이를 사용하는 치료 방법을 '풍선확장술'이라고 한다. 풍선을 부는 것처럼 커졌다 작아졌다 하기 때문에 신경 내벽을 벌리는 데 유리해서 가벼운 척추관협착증 치료에 주로 쓰인다. 경막외신경성형술의 발전된 형태라고 볼 수 있다.

경막외신경성형술과 풍선확장술은 국소마취를 하기 때문에 전신 질환이 있어도 안심하고 치료받을 수 있다는 장점이 있다. 70대의 한 할머니는 다발성 협착으로 오랫동안 고생해왔는데도 고혈압과 당뇨 때문에 수술을 못 받고 있었다. 워낙 많은 부위에 협착이 진행되어 10분도 채 걷지를 못했다. 여러 병원을 다니며 치료 방법을 알아보았는데 모두 수술밖에 길이 없다고 해서 실망하던 차에 수술하지 않고 치료하는 방법이 있다는 소문을 듣고 부산에서 찾아왔다. 협착증이라 풍선이 달린 카테터를 넣어 치료했는데, 치료를 받자마자 좋아져 그날 집으로 돌아갈 수 있었다.

그런가 하면, 여러 마디에 증상이 있는 다발성 증상은 증세가 아무

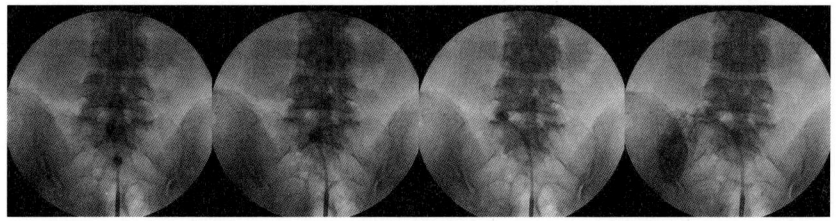

척추꼬리뼈를 통해 풍선이 달린 카테터를 삽입해 유착된 신경 내벽을 벌리고 약물을 주입하는 모습. 여러 가지 질환을 앓고 있는 환자들에게 특히 효과적이다

리 심각해도 수술이 어렵다. 수술해야 할 척추의 마디가 많아질수록 수술의 위험도 높고 예후도 좋지 않다. 이런 경우에는 비수술 요법인 풍선확장술로 치료해보는 것이 좋다.

경막외신경성형술과 풍선확장술은 모두 척추관의 유착을 박리하고, 신경이 지나가는 통로를 확장해주며, 약물을 주입함으로써 통증을 진정시키는 효과가 있다. 효과가 지속되는 기간은 환자에 따라 다른데, 평균 3~4년 정도이며, 약 10~20%는 1~2달도 못 갈 수 있다. 효과가 없는 경우에는 다른 비수술적 치료를 하고, 그래도 차도가 없을 때에는 수술을 해야 한다.

튀어나온 디스크를 제거하는
경막외내시경레이저시술

경막외신경성형술에 레이저 시술을 추가한 것으로, 볼록 튀어나온 디스크를 내시경으로 보면서 레이저 광선으로 지져 쭈그러들게 하는 것이다. 경막외신경성형술은 단순히 신경을 부드럽게 하는 주사약만 투여하기 때문에 튀어나온 디스크가 그대로 있게 되지만, 경막외내시경레이저시술은 약물 투여뿐 아니라 내시경으로 보면서 레이저로 튀어나온 디스크를 지져서 들어가게 하므로 매우 효과적이다.

연성 디스크에 효과적인
고주파수핵감압술

고주파수핵감압술은 국소마취를 하고 방사선 영상장치를 보면서 치료하기 때문에 정확하고 정교한 치료가 가능한 시술법이다. 두께 1mm의 얇은 고주파 바늘에 약 40~50도의 저온 고주파 열을 가해 디스크의 수핵을 용해시키면 튀어나온 디스크가 수축되어 신경을 압박하지 않게 되므로 통증이 사라진다. 디스크가 말랑말랑한 연성일 때 가장 효과가 많고, 퇴행성의 딱딱한 디스크에는 효과가 적다. 여러 디스크 질환에 효과적이지만 특히 목디스크에 탁월한 치료 효과를 보인다.

가느다란 고주파 바늘을 찔러 넣기만 하면 되므로 치료 과정은 간단하다. 또한 국소마취만 하기 때문에 내과적 문제가 있는 환자도 안심하고 치료받을 수 있다. 주변 상황이 여의치 않아 최대한 짧은 시간 내에 치료받아야 하는 이들에게 특히 유용한 치료법이다.

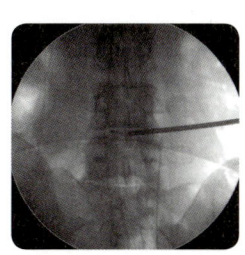 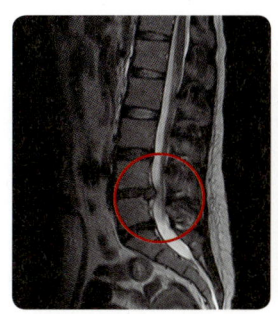 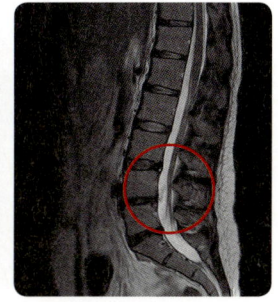

튀어나온 디스크에 가느다란 주삿바늘을 찔러 넣은 다음 저온 고주파 열을 가한다. 연성 디스크일 경우에는 용해되어 수축된다(좌). 고주파수핵감압술 시술 전(중앙)과 후(우)

한번은 결혼을 앞둔 예비신부가 심한 목디스크로 찾아왔다. 앞서 다른 병원에 갔더니 증세가 심각하다며 전신마취를 하고 인공디스크를 넣는 수술을 권했는데 결혼식이 코앞이라 수술할 엄두를 못 내고 있었다.

"수술하면 누워 있어야 할 텐데 결혼을 연기해야 할까요?"

같이 온 어머니는 예비신부보다 걱정이 더 많았다.

"결혼식도 문제지만 수술까지 받았다는 게 시댁에 알려지면 좋을 게 없지요. 부부생활이나 임신 문제를 걱정하실 수도 있고요."

환자의 상태가 심각하여 앞의 병원에서 진단한 대로 절개 수술을 해야 했지만, 다행히 디스크가 말랑말랑한 상태라 먼저 고주파로 치료해 보고 안 되면 그때 가서 수술을 하기로 했다. 그런데 다행스럽게도 시술 후 치료 경과가 아주 좋아서 다음 날 말끔히 나아서 퇴원할 수 있었다. 나중에 들은 말로는 고주파 바늘만으로 치료하니 흉터나 상처가 전혀 남지 않았고 회복도 빨라서 시댁에 불필요한 얘기를 전할 필요 없이 결혼식을 무사히 치를 수 있었다고 한다. 이처럼 수술을 권유

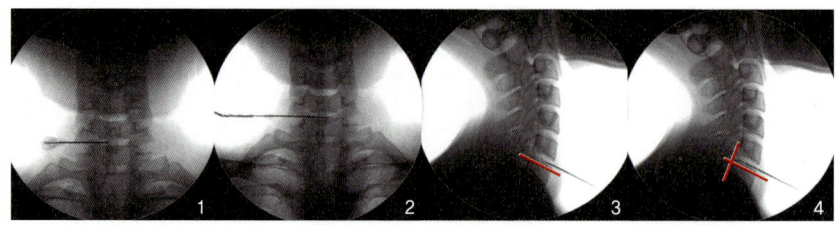

고주파수핵감압술은 가느다란 바늘을 병변 부위에 정확히 위치시켜 치료하는 시술법이다.
고주파수핵감압술 시행 시 주삿바늘이 삽입되는 모습. 정면(1, 2)과 측면(3, 4)

받았으나 여러 가지 제약으로 고민인 환자에게는 고주파수핵감압술이 도움이 될 수 있다.

또 이런 일도 있었다. 드라마 촬영을 하고 있는 유명 배우가 목과 팔이 극심하게 저려 병원을 찾아왔다. 타 병원에서 MRI와 CT 촬영을 한 결과 인공디스크삽입술을 권유받았지만, 진행 중인 촬영을 중단할 수가 없어 고민이라고 했다. 그 배우가 처한 상황과 증상을 고려하여 고주파수핵감압술을 시행했고, 다행히 예후가 좋아 무사히 촬영 현장으로 돌아갈 수 있었다. 그 배우는 현재 건강하게 연기 활동을 하고 있으며, 방송을 보면 목디스크가 심한 환자라고 전혀 느껴지지 않는다.

고주파수핵감압술과 미세디스크제거술을 동시에 한다?

허리디스크일 경우 최근에는 고주파수핵감압술과 동시에 고주파 튜브 내에서 미세기구로 디스크의 일부를 잘라내는 수술을 시행한다. 고주파수핵감압술은 안전하고 치료 효과도 좋지만 디스크가 많이 튀어나와 있으면 이 치료법만으로는 부족할 수 있다. 이런 경우에는 고주파수핵감압술로 디스크를 먼저 지진 다음, 고주파 바늘을 넣었던 그 가느다란 튜브 속에 미세집게를 넣어 남은 디스크를 잘라주는 미세디스크제거술을 한다. 1~2cc 정도 소량의 디스크만 제거하는 것으로 이렇게 조금만 긁어내도 내부 압력이 푹 줄어 신경 압박이 사라지고 통증도 완화된다.

허리디스크에 잘 맞는 고주파내시경시술(PELD)

고주파내시경시술은 두 가지가 한꺼번에 이루어지는 치료법이다. 우선 국소마취를 한 후에 직경 7mm의 가느다란 특수내시경 튜브를 디스크 속에 찔러 넣고 고주파 열로 디스크를 용해시킨다. 그러고 나서 튜브 속에서 미세집게를 사용하여 디스크를 뽑아낸다.

튜브 끝에 내시경이 부착되어 있어 눈으로 보면서 병변 부위의 디스크를 제거할 수 있다. 약간의 신경공 협착증이 있어도 뼈를 깎는 기구를 사용하여 좁아진 신경공을 넓히고 들어가 디스크를 제거할 수도 있다. 또한 튜브 속에서 모든 치료가 가능한 미세수술이라 수술과 같은 치료 효과를 내면서도 신체 손상이 거의 없고 회복 속도도 빠르다.

고주파내시경시술법은 여러 증상에 광범위하게 사용되나, 특히 30, 40대 이전 젊은층의 디스크 질환을 치료할 때 좋다. 또 한쪽 다리가

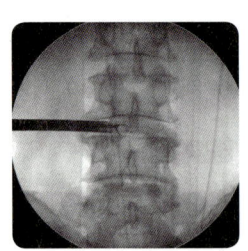 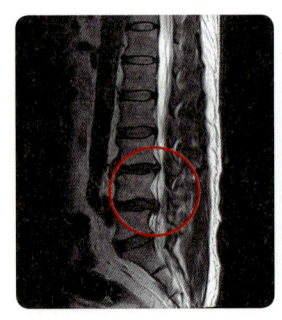 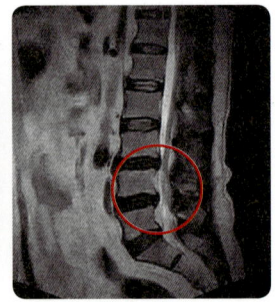

가느다란 특수 내시경 튜브를 디스크 속에 찔러 넣고 고주파 열로 용해시킨 다음 미세집게를 사용하여 디스크를 뽑아낸다(좌). 고주파내시경시술 전(중앙)과 후(우)

주로 아프거나 디스크가 한쪽으로만 튀어나온 경우에 효과적이다.

30대의 한 직장 남성은 서류 박스를 옮기다가 허리를 삐끗했는데, 시간이 갈수록 왼쪽 다리가 아파왔다. 통증이 심해 물리치료를 받았는데 갈수록 증세가 악화되어, 누워서 다리를 들어 올리는 검사에서 30도 정도밖에 올라가지 않는 상황에 이르렀다. MRI를 찍어보았더니 요추5번과 천추1번(L5-S1)의 디스크가 왼쪽으로 심하게 터져 신경을 꽉 누르고 있었다.

과거에는 이 정도면 절개를 하여 디스크를 긁어냈지만, 고주파내시경을 통해 튜브 속에서 미세기구로 디스크를 제거했다. 조직 손상은 최소로 하면서 치료 효과는 아주 좋았다. 손상이 적었기 때문에 회복기간도 짧아 하루 입원 후에 퇴원하여 곧장 직장에 복귀할 수 있었다.

고주파수핵감압술과 고주파내시경시술을 비교해보면, 전자는 디스크가 받는 압력을 줄여 치료하는 시술이고, 후자는 터진 디스크를 제거하여 눌린 신경을 풀어주는 시술이라고 할 수 있다.

치료가 간단한
신경차단술과 핌스(FIMS)

신경차단술은 컴퓨터영상촬영장치(C-ARM)를 보면서 통증을 유발하는 신경 부위에 주삿바늘을 찔러 약물을 주입함으로써 통증을 해소시키는 방법이다. 문제가 되는 신경의 통증을 차단한다고 해서 '신경차단술'이라고 한다. 증상에 따라 사용되는 약물은 달라질 수 있다.

일반적으로 많이 사용되는 에취라제 차단술은 에취라제$^{H-lase}$라는 약물을 이용하여 신경을 차단하는 것이다. 시술 시간이 10여 분 이내로 짧고 빠른 효과를 기대할 수 있으며, 인체에 주는 부담이 적어 고혈압, 심장질환, 당뇨병 환자를 비롯해 고령 환자에게 권할 만하다.

핌스^{FIMS} 요법은 신경차단술이 더욱 발전된 형태로, 컴퓨터영상촬영 장치를 통해 치료 과정을 정확히 확인할 수 있다. 신경차단술이 통증 부위에 약만 주입하는 데 반해 핌스 요법은 신경이 지나가는 통로를 건드려 디스크와 신경이 유착된 부분을 박리시키는 작용까지 하기 때문에 신경유착증이나 염증의 치료에 효과적이다.

핌스만 단독으로 사용해 치료할 수도 있지만, 인대강화주사와 함께 사용하면 만성 통증 등에 더욱 좋은 치료 효과를 기대할 수 있다.

인대를 강하게 만드는
인대강화주사(Prolo-therapy)

척추질환은 뼈와 신경의 이상으로 발생하는 병이지만 뼈를 지탱하고 있는 인대와 근육을 튼튼히 하면, 뼈에 다소 문제가 있더라도 질병의 악화를 막고 통증을 해소할 수 있다.

인대강화주사는 뭉쳐 있는 근육을 풀어주고 인대를 강화시키는 주사로, 인대와 힘줄에 고농도 포도당을 주사해 염증 반응을 일으킴으로써 자연치유를 촉진하는 치료법이다. 인대가 약해져 발생하는 모든 근골격계 질환에 두루 쓰이는데, 증상에 따라 다양한 약들이 사용된다. 보통 프롤로테라피$^{Prolo-therapy}$라고 부르는데, '증식^{Prolo}'이라는 말과 '치료^{Therapy}'라는 말이 합쳐진 것이다. 다양한 방법으로 인체 조직, 특히 뼈에 붙어 있는 인대를 증식(혹은 재생)시켜 치료를 돕는다는 뜻으로 이해할 수 있다.

척추질환의 치료에 사용되는 조직재생주사에는 여러 가지가 있으며, 고농도 포도당 주사 외에 'DNA 조직재생주사^{PDRN}'가 많이 쓰인다. 약해진 근육과 인대 조직이 튼튼해져 통증이 줄어들고 상처가 빨리 나을 뿐 아니라 상처 부위를 매끈하고 튼튼한 조직으로 만드는 효과가 있다. 주사요법이라 치료가 간단하면서 그 효과는 오래 지속되고, 부작용이 거의 없어 다양한 체질과 여러 증상에 두루 사용되고 있다. 한 달에 1~2번씩 4~5번 맞는 과정에서 증세가 좋아지기도 하지만, 반복적으로 약 5~10여 회 맞아야 증식 효과가 더욱 좋다.

고주파수핵감압술에 대한 소문을 듣고 허리디스크를 치료하러 온

그 밖의 인대강화주사

라이넥 주사(태반주사)
아기가 태반에서 건강하게 성장할 수 있는 것은 태반이 조직을 재생하기 때문이다. 태반주사는 태반에서 혈액과 호르몬을 제거한 뒤 단백질을 아미노산으로 분해한 것으로 조직재생력이 탁월하다. 통증 부위에 주입하면 조직이 빠르게 재생되어 튼튼하게 해주고 통증도 빨리 가라앉게 한다.

환자가 있었다. 29세의 미혼 직장 여성이었는데, 고주파보다 인대강화주사를 먼저 권했다. 인대강화주사는 짧은 시간에 매우 드라마틱한 효과를 나타내는 경우가 많은데, 이 환자의 경우에도 그랬다. 주사를 맞자 다음 날부터 통증이 사라져 환자는 물론 같이 온 가족들도 깜짝 놀랐다. 가족 중에서 어머니와 남동생도 디스크를 앓고 있었는데, 치료 과정을 지켜보고는 함께 치료를 받아 좋은 효과를 보았다.

정밀한 치료가 가능한
초음파 유도하 통증 치료

최근 들어 초음파는 여러 가지 진단과 치료에 많이 이용되고 있다. 내과와 산부인과에서 행하는 심장초음파와 복부초음파 등이 대표적으로, 보통 초음파로 찍은 영상을 보며 신체 내부의 장기를 세밀히 관찰하고 진단한다.

초음파는 아무리 많이 찍어도 인체에 해가 없기 때문에 임신했을 때 태아의 모습을 보기 위해 여러 번 초음파를 찍는 것은 이제 상식이 되었다. 최근에는 통증 치료에도 이용하는데, 아픈 신경을 찾아내어 정확히 그곳에만 주사약을 투여하는 치료에 많이 쓰이고 있다. 이것을 '초음파 유도하 통증 치료'라고 한다. 인대강화주사에 초음파를 이용하면 '초음파 유도하 프롤로테라피', 신경차단술에 이용하면 '초음파 유도하 신경차단술'이라고 한다.

예전에는 의사의 촉진과 손끝으로 아픈 신경을 찾아내어 맹목적으로 주사했지만, 이제는 초음파 기기의 해상도가 좋아져 보다 정밀하게 치료할 수 있게 되었다. 초음파 영상을 통해 아픈 신경과 그 주변의 조직, 근육, 인대, 혈관, 관절 등을 세밀하게 관찰하면서 아픈 신경에만 주사할 수 있게 된 것이다. 때로는 신경과 유착된 주변 조직을 미세기구로 박리하여 치료할 수도 있다.

목디스크와 허리디스크뿐만 아니라 척추관협착증으로 인한 경부통 환자나 요통 환자에게 초음파 유도하 프롤로테라피를 많이 시술한다. 또한 어깨, 팔꿈치, 손목, 고관절, 무릎, 발목 등과 같은 여러 관절 통증에도 초음파 유도하 통증 치료를 행하고 있다.

노인성 척추압박골절
: 자세 교정 치료 후 경피적 뼈시멘트척추성형술

겨울이 되어 눈이라도 오면 병원에 유난히 노인 환자가 많아진다. 눈길에 넘어지거나 빙판에서 미끄러진 후 통증이 쉽게 낫지 않아 병원을 찾는 것이다.

나이가 들수록 뼈에서 칼슘이 빠져나가 골밀도가 낮아지기 때문에 조금만 충격이 가해져도 뼈가 쉽게 부러진다.

"살짝 미끄러졌는데, 뼈가 다 부서졌는지 아파서 못 참겠어요."

60대 후반의 한 노인은 화장실에서 나오다가 미끄러지는 바람에 흉추12번에 압박성 골절이 왔다. 검사를 해보니 다친 부위의 뼈가 심하게 찌그러져 있었고, 그 때문인지 통증이 심해 제대로 누워 있지도 못했다.

평소 골다공증을 앓던 한 주부는 등산을 갔다가 넘어져 엉덩방아를 찧었다. 그 당시에는 쉬면 나아지겠지 하면서 집에 왔는데, 가족들에게 안마를 부탁했다가 몸이 으스러지는 듯한 고통을 느껴 병원을 찾았다. 이 경우도 뼛속이 비어 있는 골다공증 상태에서 넘어지는 바람에 압박골절이 생긴 것이었다.

노인성 압박골절을 치료하는 데에는 '경피적 뼈시멘트척추성형술'이 가장 좋다. 이것은 뼈가 찌그러진 부분에 직경 2~3mm의 바늘을 찔러 넣고 그를 통해 의료용 뼈시멘트를 채워 다친 뼈를 복원하는 치료법이다. 뼈시멘트가 들어가면 몇분 이내로 통증이 줄어들기 때문에 시술 후 다음 날 퇴원이 가능하다. 여기에서 '경피적'이라 하는 것은 피

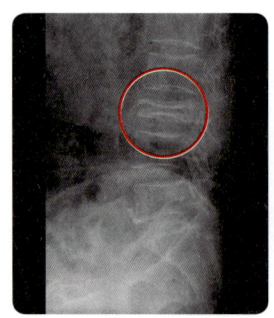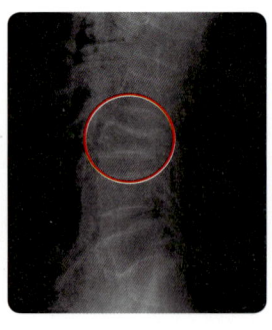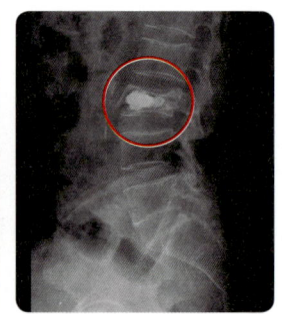

요추3번에 척추압박골절이 생겨 척추뼈가 납작해진 모습(좌).
허리 밑에 푹신한 베개를 대고 환자를 눕혀 척추뼈가 펴진 모습(중앙),
그 후 뼈시멘트를 넣어 척추뼈가 펴진 상태로 굳은 모습(우)

부에 칼을 대지 않고 바늘을 찔러 넣어 치료한다는 의미이다.

그런데 뼈시멘트를 주입하기 전에 매우 중요한 치료 과정이 있다. 뼈가 삼각형 모양으로 찌그러진 상태이므로, 이것을 사각형으로 복원하는 일이다. 원래대로 펴지 않은 상태에서 뼈시멘트를 주입하면 꼬부랑 할머니처럼 허리가 앞으로 구부러지게 되는데, 그러면 보기에도 안 좋을뿐더러 몸의 균형이 깨져 골절을 치료하고도 계속 병이 진행된다.

그러므로 압박골절이 생기면 가장 먼저 10~15cm 높이의 푹신하고 넓은 베개를 환자의 허리 밑에 두어 허리를 펴주어야 한다. 그러면 찌그러진 척추뼈의 앞쪽에 붙어 있던 인대가 쭈글쭈글했다가 펴지면서 뼈가 거의 원래 상태로 돌아온다. 베개를 이용하여 압박골절을 치료한다고 해서 이 치료를 '베개정복술', '베개 이용 골절 펴기', 또는 '자세교정술'이라고도 한다.

압박골절을 펴는 일이 어렵지 않은데도 불구하고, 이 과정을 생략하고 척추뼈가 삼각형으로 찌그러진 채로 굳게 하는 치료를 받아 계속 통증에 시달리는 이들이 있으니 참으로 안타까운 일이다.

가끔 우리 병원에 압박골절 치료를 받고도 허리가 굽고 통증이 사라지지 않아 찾아오는 환자들이 있다. 다행히 이처럼 뒤늦게 찾아오는 사람도 교정이 가능하다. 대부분의 환자가 자세교정술로 찌그러진 뼈가 거의 정상 모습으로 펴진다. 간단하면서도 효과가 매우 좋은 치료법이다.

수술적 치료법

비수술적 치료로 척추질환이 더 이상 호전되지 않는다면 마지막 방법으로 수술을 선택해야 한다. 그런데 수술이 최후의 선택이라고 하여 무작정 나중으로 미루기만 해서는 곤란하다. 병이 깊어져 신경이 손상되면 수술을 해도 통증이 남고 신체에 마비 증세가 올 수 있기 때문이다.

수술로 인한 통증과 후유증을 걱정하여 수술을 꺼리는 사람이 여전히 많은데, 이제는 그런 걱정을 좀 놓아도 될 듯하다. 의학 기술이 발달해 피부 절개를 최소로 하면서도 정확하게 치료할 수 있는 여러 가지 수술법이 개발되었기 때문이다. 환자의 증상과 체질에 맞는, 그리고 몸에 가해지는 손상이 가장 적은 수술법이 무엇인지 고려하여 선택을 한다면 좋은 치료 결과를 기대할 수 있을 것이다.

척추 수술의 골드 스탠다드, 미세현미경수술

디스크가 튀어나와 신경을 짓누르는 허리디스크에 좋은 대표적인 수술이 미세현미경수술이다. 협착증과 함께 진행되는 퇴행성디스크에도 좋은 치료법이다.

많은 사람들이 디스크를 앓으면서도 수술에 대한 두려움 때문에 수술 시기를 놓치는 일이 적지 않다. 디스크 수술이 워낙 크고 위험하다고 알려져서인데, 요즘에는 의술이 발달해 전보다 간단하고 안전해졌다. 우리나라에서 최초로 미세현미경수술을 시작했고 가장 많이 한 장본인으로서, 허리디스크에 관한 한 현재로선 이 수술이 가장 안전하고 우수한 치료법이라고 자부한다. 디스크 수술에서 중요한 것은 튀어나온 디스크를 신경 손상 없이 얼마나 안전하고 효과적으로 잘라내는가 하는 것인데, 그 점에서 이 수술은 매우 유리하다.

미세현미경수술은 전신이나 하반신을 마취하여 아픈 허리 부위의 피부를 약 2~3cm 절개한 후 밝은 광선 하에 수술용 미세현미경으로 수술 부위를 확대해 보면서 수술하는 방법이다. 디스크가 튀어나온 모습이나 신경이 눌린 상태뿐 아니라 주변의 혈관과 신경 유착 여부 등도 밝게 확대되어 보여, 신경 손상 없이 디스크만 세밀하게 잘라낼 수 있다. 파열된 디스크 조각은 물론이고 튀어나온 뼈돌기나 협착증이 있는 척추관도 넓게 제거할 수 있다. 과거에 육안으로만 수술할 때에는 피부를 크게 절개하고 근육을 많이 박리했으며 척추뚜껑뼈도 크게 잘라내야 했지만, 그럴 필요가 없어진 것이다. 미세현미경수술은 피부 절개 부위가 작고 근육 박리도 적으며 척추뚜껑뼈도 최소로 잘라내기 때문에 몸에 무리가 덜 가고, 다음 날 걸어 다닐 만큼 회복이 빠르다.

25세의 젊은 청년이 디스크가 심해 걷지도 못할 지경이 되어 우리 병원을 찾았는데, 그러면서도 한다는 말이 이랬다.

"아프기는 하지만, 수술은 별로….."

청년은 이삿짐을 나르다가 허리를 삐끗했는데 치료하지 않고 1년이 다 지났다고 했다. 마비가 진행되고 있는 상황이었다.

청년에게 상황의 심각성을 알리고 미세현미경수술을 권했다. 자신이 들었던 수술법과 달리, 절개해야 하는 부위가 작고 수술도 안전하다는 것을 알고는 순순히 수술을 받아들였다. 그 청년은 수술 후 4일 만에 씩씩하게 걸어서 퇴원했다.

수술은 최후의 선택이 되어야겠지만, 수술에 대한 두려움 때문에 무조건 거부하거나 미루기만 해서는 안 된다.

나사못 고정의 단점을 극복한
메모리루프

많은 병원에서 협착증 치료에 나사못고정술을 쓰지만, 우리 병원에서는 메모리루프를 이용한 연성고정술을 더 많이 사용한다.

척추관협착증은 신경다발이 지나가는 통로인 척추관이 좁아져 그 안의 신경이 짓눌려 생기는 병으로, 척추관의 뚜껑뼈를 잘라서 척추관을 넓히고 신경을 압박하는 디스크를 잘라내면 통증이 완화된다. 뚜껑뼈를 들어내면 척추가 흔들리게 되므로 이때 나사못을 위아래 척추뼈에 박아 단단히 고정시키는데, 이것을 '나사못고정술'이라 한다. 디스크를 제거하고 남은 공간 속에는 '케이지'라는 인공디스크를 넣어 위아래 척추뼈가 붙도록 해준다.

나사못고정술의 가장 큰 문제점은 수술 후 약 5~7년이 지나면 상당수의 환자가 그 윗마디에 협착증이 발생해 재수술을 받아야 한다는 것이다. 사람의 척추는 쇠막대기처럼 매끈하게 하나로 이루어진 것이 아니라 마디마디가 이어져 조금씩 움직일 수 있게 되어 있다. 그런데 쇠못을 박아 고정시키면 마디가 움직이지 못해 고정된 부위의 바로 윗마디가 특히 많이 움직이게 된다. 그러다 시간이 지나면 그 부분에 또다시 협착증이 생긴다.

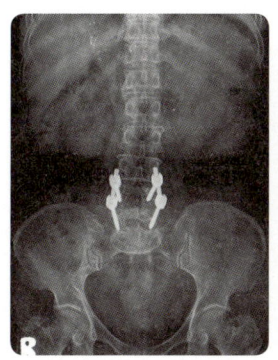 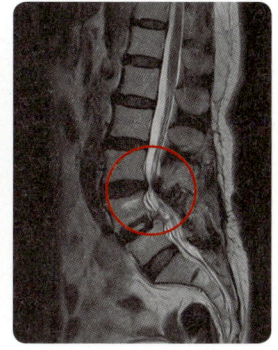

척추에 나사못고정술을 시행한 모습(좌)과 그 윗마디에 협착이 생긴 모습(우)

이런 문제점을 극복하고자 나사못 대신 메모리루프를 이용하여 척추 마디가 움직일 수 있게 한 것이 '연성고정술'이다. 메모리루프란 온도에 따라 늘었다 줄었다 하는 '니티놀'이라는 합금으로 된 스프링 타입의 고리를 말한다. 이것으로 척추 뒤쪽을 연결해 고정하면 척추가 움직일 수 있기 때문에 움직이는 고정술, 또는 연성고정술이라고 한다. 수술 시 나사못을 박을 필요 없이 스프링을 위아래 척추 후방극돌기에 걸기만 하면 되므로 수술 시간은 반으로 줄어들고, 환자의 조직 손상도 최소화할 수 있다. 출혈도 훨씬 적다. 수술로 인한 후유증이나 합병증이 적고 회복도 빠르기 때문에, 다른 질병이 있어 수술의 위험이 있으나 협착증 수술을 꼭 해야 하는 환자에게 특히 권할 만하다.

73세의 한 할머니가 그런 경우였다. 할머니는 허리가 심하게 아프고 오른쪽 다리에 통증이 와서 10분 이상 걷지를 못했다. 가까운 거리도 걷다 쉬고를 반복해야 했다. 몸이 그 지경이 되었는데도 할머니는

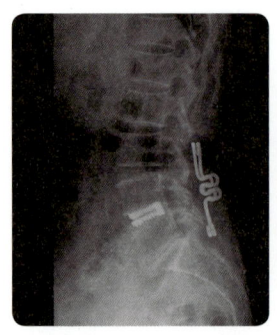 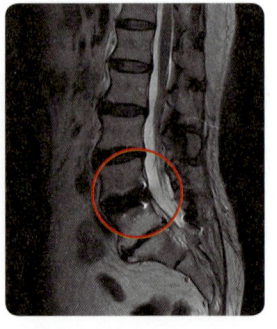

허리척추관협착증을 치료하기 위해 메모리루프를 삽입했다(좌).
수술 후 10년이 지나도 여전히 척추관이 깨끗하게 유지되고 있다(우)

평소 고혈압에 당뇨까지 있어서 오랫동안 수술을 미루었다. 그러다 더 이상 견딜 수 없을 정도로 통증이 심해져 병원에 실려 왔다. MRI를 찍어보니 요추3번(L3), 요추4번(L4), 요추5번(L5)에, 특히 요추4번과 5번(L4-5) 부위에 심한 협착이 보였다. 그래서 협착된 부위인 요추4번의 뒤 뼈를 제거하고(후궁절제술), 요추4번과 5번 사이에 케이지를 끼워 넣은 다음(케이지삽입술), 요추3번과 5번 후방극돌기에 메모리루프를 걸어 고정해주었다.

할머니는 2008년에 이 수술을 받은 후 80세 가까운 지금까지 합병증 없이 재발도 하지 않고 건강하게 지내고 있다. 이처럼 메모리루프는 오랫동안 협착증으로 고생해온 고령의 환자나 치료를 해볼 만큼 다 해보았는데도 효과를 보지 못하고 있는 오래된 환자에게 좋다.

신체 손상을 최소화하는
경피적 나사못고정술

여러 단점에도 불구하고 메모리루프가 아닌 나사못으로 고정을 해야만 하는 경우가 있는데, 척추분리증일 때가 그렇다.

사실 척추분리증 환자에게 웬만해서는 수술을 권하지 않는다. 증상이 심하지 않은 초기에는 물리치료나 주사 치료 같은 비수술 요법으로 치료를 하다가, 허리뿐 아니라 다리까지 심하게 아프고 당기는 증상이 생기면 그때 수술을 권한다.

척추분리증 교정 수술 시 예전에는 수술이 필요한 허리 부위의 중앙을 크고 길게 절개하여 근육을 모두 박리하고 뼈가 다 보이도록 노출시킨 상태에서 척추뼈에 나사못을 여러 개 박아 고정시켰다(지금도 많은 병원에서는 이렇게 수술하고 있다). 그런데 이렇게 절개하면 조직 손상이 크고 출혈도 많다. 또한 근육을 모두 박리했기 때문에 수술 후 때때로 심한 근육통이 유발되고 회복도 더디다.

그러나 최근에는 절개를 최소화하는 수술법이 개발되어 환자의 부담이 많이 줄었다. 먼저 나사못을 박아야 하는 한쪽을 마디마다 2cm씩만 절개하고 경피적으로 나사못을 박는다. 다른 쪽은 그보다 약간 크게 4~5cm가량 절개한 후 수술 부위를 벌리는 튜브 모양의 기구 Tubular Retractor를 사용하여 나사못을 박고 튀어나온 디스크를 긁어내어 그 속에 케이지를 끼운다. 피부를 통해 나사못을 박는다 하여 '경피적 유합술'이라고도 부른다. 이렇게 하면 수술 시간은 절반으로 줄고, 출혈

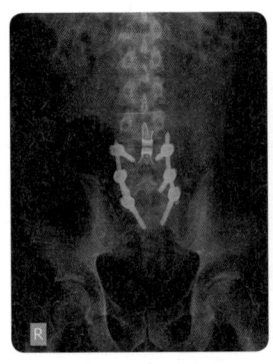 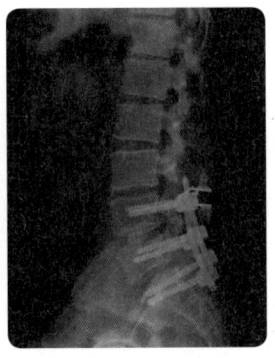

경피적 나사못고정술을 시행한 모습. 정면(좌)과 측면(우)

은 3분의 1로 감소한다.

척추분리증으로 오랫동안 고생한 35세의 한 남성은 최근 다리 통증이 심하고 갑자기 발목에 힘이 빠지는 증세가 있어 검사를 받았다. 검사결과 요추4번에 척추분리증이 있었는데, 분리된 뼈가 앞으로 밀리면서 디스크까지 튀어나와 있었다. 발목 마비까지 왔으니 수술이 불가피했다. 수술로 인한 손상을 최소화하기 위해 '경피적 나사못고정술'을 쓰기로 하고, 요추4번과 5번, 천추1번에 경피적으로 나사못을 박고, 그 반대쪽을 절개하여 요추4번과 5번에 케이지를 끼워 넣었다. 수술은 성공적이었고, 신체 손상을 최소화했기에 회복도 빨라 건강한 모습으로 곧 퇴원할 수 있었다.

나사못고정술은 척추 수술 중에서도 매우 큰 수술이다. 사람들이 수

경피적 나사못고정술(최소침습척추유합술)을 자세히 알아보자

경피적 나사못고정술을 '최소침습척추유합술'이라고도 한다. 나사못을 박을 한쪽 척추뼈 위에 기다란 철침을 꽂아놓고, 그 위에 철침보다 약간 큰 튜브를 끼우고, 그 위에 좀 더 큰 튜브를 끼워서 마지막에 직경 2cm 크기의 철제 튜브를 끼워놓는다. 이렇게 하면 척추 근육을 자르지 않고, 벌려만 주기 때문에 조직 손상이 거의 없다. 그리고 C-arm이라는 X선 투시 장치를 보면서 나사못을 척추에 박는다. 이런 방법으로 위아래 2~3개를 박은 다음 나사못과 나사못 사이를 연결시키는 둥근 쇠막대기를 피부를 통해 경피적으로 끼워 넣고 연결시켜 고정한다.
반대쪽 척추 부위도 같은 방법으로 가느다란 철침 위로 여러 크기의 철 튜브를 단계적으로 4cm 크기까지 끼워 넣어 근육 손상 없이, 출혈 없이 벌려놓는다. 그런 다음 협착된 척추뚜껑뼈와 튀어나온 디스크를 다 제거한다. 디스크 공간 속에 '케이지'라는 받침대를 끼워 넣은 후 나사못을 박고 철봉을 연결시켜 고정한다.

술을 꺼리는 이유 가운데 하나는 출혈과 조직 손상으로 회복이 어렵고, 이로 인해 심한 통증이 남게 될 것을 두려워하기 때문이다. 경피적 나사못고정술은 이 같은 걱정을 어느 정도 해소해줄 수 있는 치료법이다. 절개 부위가 작아 근육과 조직 손상이 적고 수술 후 통증도 적은 수술법이기 때문이다. 심한 척추분리증처럼 수술을 피할 수 없을 때에는 경피적 나사못고정술이 좋은 치료법이 된다.

목디스크에 좋은
경추전방추체고정술과 인공디스크치환술

목디스크 환자의 약 80~90% 정도는 고주파수핵감압술이나, 인대강화주사, 경막외신경성형술 같은 비수술 요법으로 치료가 가능하다. 특히 디스크가 연성일 때 고주파수행감압술의 치료 성공률은 약 95%로, 많은 환자들이 그 혜택을 보고 있다.

젊은 사람들은 말랑말랑한 디스크가 튀어나와 신경을 누르는 연성 디스크일 때가 많다. 그런데 이것을 치료하지 않고 1~2년 이상 내버려두거나 나이가 들어 노화하면, 디스크에 인접한 척추뼈 끝에서 뼈돌기가 돋아나 신경을 찌르는 경성 디스크로 변한다. 이처럼 디스크가 오래되어 딱딱해지거나 뼈돌기가 생기면 고주파로 녹일 수 없기 때문에 절개 수술을 해서 통증의 원인을 없애야 한다. 또 연성 디스크라도 비수술 요법으로 1년 이상 효과를 보지 못하면 증상이 만성화되므로 더 심해지기 전에 수술을 받는 것이 좋다.

목디스크는 근육통이나 오십견 같은 증상들과 혼동하는 경우가 많아 방치했다가 병이 심각해진 후에야 수술을 받는 일이 많다. 목디스크 수술로는 경추고정술을 많이 사용했으나, 최근에 움직이는 인공디스크가 개발되어 인공디스크치환술(인공디스크삽입술)을 사용하는 사례가 많아졌다.

경추전방추체고정술

노화로 인한 퇴행성 목디스크에 주로 사용되는 수술법이다. 디스크가 노화하면 척추관 안쪽으로 뼈가 뾰족뾰족하게 돋아나 신경을 압박하여 통증이 발생하는데, 이런 경우에는 문제의 디스크를 제거하고 뾰족하게 돋은 뼈들을 깎아내야 한다. 전신마취 후에 목의 앞 주름을 따라 피부를 절개하고 미세현미경을 이용해 디스크를 정확히 제거한다. 그런 다음 디스크를 제거한 부위에 케이지를 끼워 척추뼈를 고정시켜 융합한다. 목의 앞쪽을 절개해 수술한다 하여 '경추전방추체융합술'이라고도 한다.

50대 후반의 한 여성은 몇년 전부터 목과 어깨가 저리더니 최근에는 오른팔을 지나 오른손의 검지와 중지가 저리고 당기는 느낌이 들었다. 그리고 곧 팔을 들지도 못할 만큼 통증이 심해지기 시작했다. 목디스크 진단을 받은 직후에는 물리치료와 주사 치료를 병행하여 많이 호전되는 듯했으나, 2~3년이 지나면서 통증이 더 심해져 더 이상 수술을 미룰 수 없게 되었다. MRI를 찍어보니 경추5번과 6번 사이의

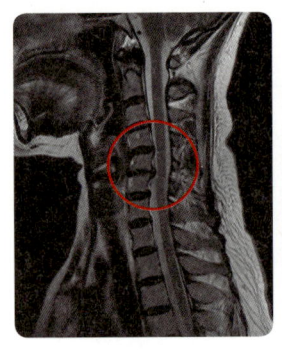 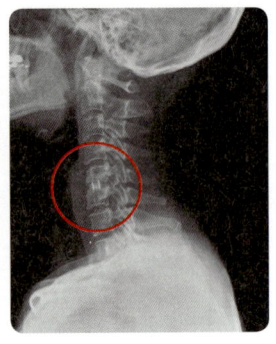

노화로 인해 디스크가 삐져나와 있다(좌). 삐져나온 디스크를 긁어내고
그 자리에 케이지를 삽입하여 상태가 호전되었다(우)

 디스크가 튀어나와 있으면서 동시에 퇴행성 뼈돌기가 심하게 돋아나와 신경을 짓누르고 있었다. 신경을 찌르는 뼈돌기를 깎아내야 하는 상황이었다.
 이 환자도 목의 앞 주름에 최소로 절개를 하여 디스크를 긁어내고, 그 자리에 케이지를 끼워 넣었다. 디스크 속에 삽입한 케이지의 위와 아래에 있는 척추뼈가 완전히 붙으려면 약 6~8개월이 걸리며, 수술 후 한 달간은 목보조기를 착용하고 있어야 한다.
 수술은 성공적이었고, 3개월이 넘는 기간 동안 환자도 관리를 잘하여 건강을 되찾을 수 있었다.

인공디스크치환술

 최근에 개발된 움직이는 타입의 인공디스크는 인체의 디스크처럼 움직일 수 있게 만들어져 있으며, 예후도 좋다. 디스크 제거 수술 후

사이를 고정시키는 척추융합 수술이 아니라, 움직이는 인공디스크를 삽입하는 수술이기 때문에 수술 후 바로 목을 자유롭게 움직일 수 있다는 장점이 있다.

미국에서 사업을 하는 30대 여성이 목디스크 치료를 위해 우리 병원을 찾아왔다. 미국에서 치료받지 않고 왜 굳이 한국까지 왔을까 싶었는데, 알고 보니 그녀의 아버지가 오래 전 우리 병원에서 수술을 받고 완치된 경험이 있다고 했다.

검사결과, 비수술로는 치료가 불가능할 정도로 상황이 심각해서 인공디스크를 삽입하는 수술을 하기로 했다. 목의 앞 주름을 따라 절개한 후 튀어나온 디스크를 다 긁어내고, 그 자리에 움직이는 인공디스크를 끼워 넣었다. 수술 경과가 좋아서 수술한 다음 날부터 걸어 다닐 수 있을 정도였다. 젊은 여성이라 수술 자국이 남을까봐 걱정했는데, 목주름에 3cm 정도로 최소 절개를 한 덕분에 상처가 거의 남지 않았다.

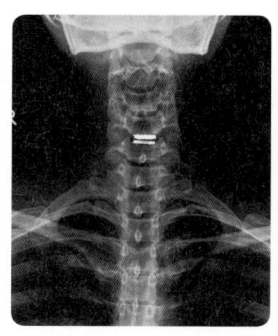 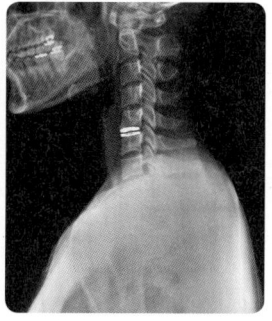

비수술로는 치료할 수 없을 정도로 상황이 심각해 삐져나온 디스크를 긁어내고 그 자리에 인공디스크를 끼워 넣었다. 인공디스크치환술로 수술한 정면(좌)과 측면(우)

인공디스크는 움직이는 디스크이기 때문에 경추고정술보다는 회복기간이 훨씬 짧다. 목보조기도 2주 정도만 착용하면 된다. 그 여성은 수술과 사후 관리를 위한 치료까지 모두 마치고 미국으로 돌아갔는데, 2개월 후에 선물과 장문의 편지를 보내왔다. 수술 후 빠르게 회복하여 아주 건강하게 잘 지내고 있으며, 완벽한 수술로 기나긴 통증의 늪에서 자신을 구해주어 고맙다는 내용이었다.

목척추관협착증 치료에 좋은 경추관확대성형술

경추관확대성형술은 목척추관협착증이나 다발성 퇴행성 목디스크로 인한 척추관협착증, 경추후종인대골화증 등에 필요한 수술이다.

노화로 신경관이 좁아지거나 여러 마디에 뼈돌기가 돋아나면 그 안의 신경을 눌러 통증이 유발되는데, 이때 척추관을 넓혀주면 통증이 가라앉는다. 예전에는 척추관을 넓히기 위해 척추뚜껑뼈 전체를 다 도려냈으나 지금은 침습을 최소로 하는 수술법이 개발되었다. 척추뚜껑뼈 한쪽만 잘라 열어서 척추관을 넓게 벌려놓고, 그 사이에 가느다란 금속 받침대를 끼워서 나사못으로 고정한다. 이처럼 좁아진 척추관을 넓혀주면 척추신경이 내려가는 통로가 확보되어 통증이 사라지고 마비 증세도 회복된다.

통증은 수술하고 나서 곧 좋아지지만, 마비 증세가 풀리는 데는 시

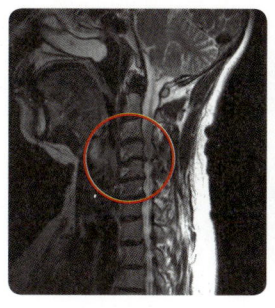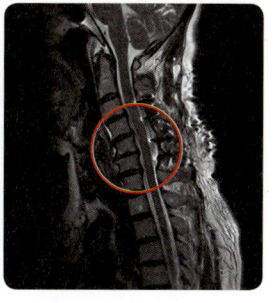

경추관협착증이 목뼈 여러 마디에 걸쳐 나타났다(좌).
경추관 확대 수술을 시행한 후 증상이 개선되었다(우)

간이 필요하다. 증상이 심하고 오래된 사람일수록 완전히 회복되기까지 수개월의 시간이 소요된다.

보존적 치료법

목 주변이 뻐근하거나 허리에 통증이 있을 때 한 번쯤은 가정에서 찜질이나 지압 등의 치료를 해보았을 것이다. 보존적 치료 중에서 이 같은 간단한 치료는 병원이 아닌 가정에서도 이루어지고 있다.

병원의 보존적 치료 방법은 매우 다양한데, 환자의 상태에 따라 여러 가지 치료법을 병행하여 사용할 수 있다. 근육통이나 디스크로 발전하기 전의 초기 척추질환은 보존적 치료만으로도 충분히 나을 수 있다. 달리 말하면, 보존적 치료가 필요한 초기에 적절히 대처하지 못하면 보다 강도 높은 치료가 필요하고, 나중에는 수술이 필요한 상황에 이를 수도 있다.

보존적 치료는 치료의 첫 단계이기도 하지만, 완치를 위한 전 과정에서 빠질 수 없는 부분이기도 하다. 수술이 성공적으로 이루어졌다고 해도 예전과 같은 잘못된 생활습관으로 자세가 흐트러지면 증상이 재발할 수 있으므로 보존적 치료를 통해 지속적인 관리가 필요하다. 또 빠른 회복을 돕고자 척추 주변의 근육과 인대를 단련시키기 위한 치료로서 병행되어야 한다.

이처럼 보존적 치료는 질환을 초기에 잡는 치료법으로서도 중요하지만, 다른 치료의 보조적 치료, 혹은 수술 후에 치료를 완성해주는 방법이라는 점에서도 매우 중요하다.

근육내자극요법(IMS)

한방에서 사용하는 침이 서양의학에서도 사용되고 있다. 한방에서는 경락을 따라 침을 놓지만, 양방에서는 통증이 있는 근육 부위에 직접 침을 꽂아 치료한다는 점이 다르다.

근육내자극요법은 통증 주위에 서양 침을 꽂아 미량의 전류를 흘려보냄으로써 조직 깊은 곳에 있는 통증 유발점을 자극하는 치료법이다. 각종 디스크 증상과 만성 통증 등에 모두 사용할 수 있고 효과도 좋아서 널리 사용되고 있다. 여러 번 반복적으로 사용하며, 물리치료와 동반해 사용하면 더욱 효과적이다.

체외충격파 치료(ESWT)

'체외충격파'라는 기계를 이용한 치료법으로, 초음파를 이용해 담석이나 요로 결석 환자들의 몸 안에 생긴 결석을 깨뜨리는 치료법으로 알려져 있다.

척추질환에 사용되는 체외충격파 치료는 이와 원리는 같으나 가해지는 충격의 정도가 다르다. 결석을 치료할 때에는 엄청난 충격을 가해야 하지만, 근골격계 질환에서는 훨씬 약하게 가한다.

사람이 몸의 특정 부위가 아프다고 느끼는 이유는 몸 안에 독소가 분비되어 신경이 붓고 염증이 생겼기 때문이다. 따라서 초음파를 이용해 독소를 분해시키면 통증이 없어지게 된다.

이 치료법은 몸에 부담을 주지 않으면서 치료 효과도 좋은 편이다. 단번에 끝내는 것이 아니라 반복적으로 해야 효과를 볼 수 있다. 보통은 일주일에 2~3번씩 2~3개월가량 받으면 증상이 호전되는데, 사람에 따라 빠르면 2~3주 만에 낫기도 한다.

고강도레이저 치료(HILT)

레이저 광선을 피부에 침투시켜 염증을 치료하고 관절 주위의 부종을 없애는 치료법이다. 피부 깊은 곳(근막층)까지 침투, 염증을 일으키는 인자를 없애고 통증 부위를 완화하며, 물리적, 화학적 효과로 혈액

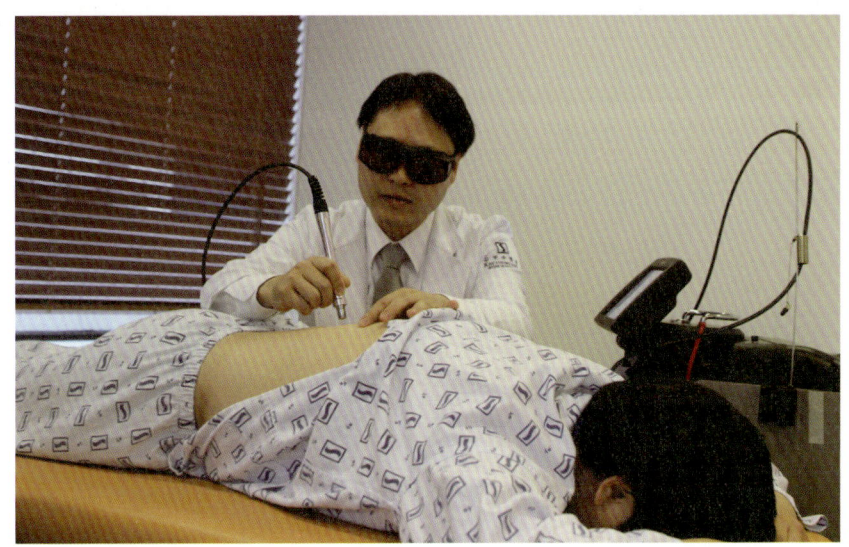

순환을 촉진시킨다. 피부 손상 없이 효과를 누릴 수 있다.

페인스크램블러(통증교란기) 치료

페인스크램블러Pain Scrambler는 최근에 개발된 새로운 치료 장비로, 통증을 감지하는 신경을 교란시켜 어디에서 비롯된 통증인지 뇌가 느끼지 못하게 함으로써 무통 효과를 유도한다. 만성 통증, 암으로 인한 통증, 섬유근육 통증, 원인 모를 통증 등에 효과가 좋다고 알려져 있다. 최근에는 척추질환으로 인한 통증에 널리 이용되고 있다.

전기 파장을 이용한 치료

다양한 전기 파장이 비수술적 치료에 쓰이고 있는데, 신체에 가해지는 손상이 적고 치료가 간단하여 두루 활용되고 있다.

저주파 치료

저주파란 낮은 주파수의 전류를 말하는데, 통증을 전달하는 근육섬유를 자극하여 통증을 막는 치료 방법이다. 일정한 리듬으로 피부에 자극을 주어 근육을 이완시킴으로써 통증을 줄인다. 치료 강도가 낮아 편안하게 받을 수 있다.

간섭파 치료

전기요법의 일종으로, 전자파 2개가 교차하여 흐르는 순간에 발생하는 낮은 주파인 간섭파를 이용한 치료법이다.

자기장 치료

짧은 시간에 강한 자기장을 인체에 투과하면 강한 전류가 발생하는데, 이 전류를 조직 깊은 곳에 보내 직접적으로 자극하는 치료법이다.

온열 치료

근육이 긴장해 수축되어 있거나 관절이 경직되어 있으면 척추의 통증이 더욱 심해진다. 따라서 이럴 때에는 몸을 따뜻하게 해서 근육을 이완시켜야 통증이 완화된다. 어떤 치료를 하든 몸을 따뜻하게 해주는 온열 치료는 기본이다. 일반적으로 핫팩을 이용한 온찜질이 기본인데, 피부 밑 1cm까지 열이 전해진다.

초음파 치료

초음파로 몸에 열을 전달하여 손상된 근육과 인대, 관절을 치료한다. 핫팩을 이용한 찜질이 피부 밑 1cm 이내에 영향을 준다면, 초음파는 이보다 더 깊이 3~4cm 정도까지 침투해 열을 발생시킨다. 따라서 핫팩으로는 기대할 수 없었던 근육, 인대, 관절 등에 생긴 손상을 치료할 수 있다.

도수 치료

의료 기기를 이용하지 않고 물리치료사가 직접 손으로 아픈 부위를 만지거나 주물러 치료하는 방법이다. 뭉친 근육을 풀어줌으로써 현재

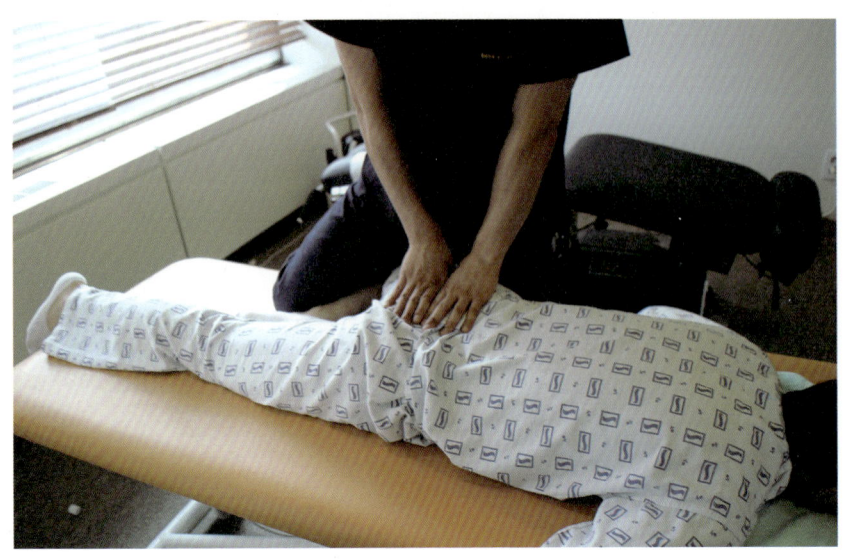

의 병변을 없애는 것은 물론, 환자의 체형을 교정함으로써 근본적인 치료가 가능하도록 돕는다. 현대인의 골반 불균형이나 자세 교정에 매우 효과적인 치료이다.

견인 치료

디스크 질환 등으로 통증이 발생한 부위를 부드럽게 잡아당겨 척추뼈의 간격을 넓혀주는 치료법이다. 도수 치료는 물리치료사가 직접 하는 데 반해 견인 치료는 의료기기를 이용한다.

디스크는 보통 척추가 몸의 무게를 감당하지 못해 척추뼈 사이의 간격이 좁아졌을 때 튀어나온다. 그러므로 척추뼈의 간격을 넓혀 허리 근육을 이완시키고 척추에 가해지는 압력을 줄이면 신경 압박이 감소되어 통증이 자연히 줄어들게 된다.

견인 치료는 목디스크나 허리디스크가 초기일 때 사용하면 효과가 좋으나, 디스크가 많이 튀어나와 있을 때 하면 오히려 더 삐져나올 수 있으므로 주의한다. 통증 개선과 자세 교정이 모두 가능하다.

운동 치료

척추질환을 근본적으로 치료하려면 운동이 반드시 필요하기 때문에, 병원에서는 앞서 소개한 다양한 치료 방법과 운동 치료를 병행하는 경우가 많다. 운동으로 척추를 둘러싼 근육과 인대를 튼튼하게 하면 통증이 완화되는 것은 물론이고, 장기적으로 봤을 때 통증의 원인도 사라지게 된다.

단, 무리한 운동은 증상을 악화시킬 수 있으므로 전문가의 세심한 지도가 필요하다. 전문 기구를 사용해 운동을 할 수도 있고, 기구 없이 맨손으로 할 수도 있다. 운동은 근력과 유연성을 키우고 자세를 교정함으로써 치료 효과를 지속하고 극대화하는 데 도움을 준다.

테이핑 치료

근골격계 질환은 한 근육이 다른 근육과 조화를 이루지 못하는 상태에서 유발되는 경우가 많다. 이런 경우에는 통증이 발생하는 부위의 근육에 테이프를 붙여 근육을 늘리거나 수축시켜 주변 근육과 균형을 이루도록 하면 통증이 사라진다. 치료가 간단하여 신체에 부담이 없고, 부작용도 전혀 없다.

치료의 완성은
수술 후 관리

수술이든 비수술이든 치료 후의 관리가 중요하다. 특히 수술은 사후 관리가 치료 결과를 결정하는 가장 중요한 열쇠라고 해도 과언이 아니다. 수술이 성공적이어도 관리를 잘못하면 모든 것이 수포로 돌아갈 수 있다.

디스크 수술은 일반적으로 재발률이 5~10%가량 된다. 100명이 수술하면 보통 5명, 많으면 10명 정도까지 재발하는 것으로 알려져 있다. 여기에는 개인의 체질적인 문제나 어쩔 수 없는 상황 때문인 경우도 있고, 수술 후에 관리를 잘하지 못한 탓도 있다.

수술 후에 경과가 안 좋은 경우들을 보면 무리하게 운동을 했거나, 수술 직후에 과로를 했거나, 수술하고 얼마 지나지 않아 무거운 물건을 들었거나, 안 좋은 자세로 장시간 있었거나 하는 때가 많다. 수술을 받으면 겉으로는 금세 증상이 좋아지는 것 같지만 속까지 아무는 데는 많은 시간이 필요하다. 최소한 3개월, 좀 더 여유 있게 잡으면 6개월은 지나야 완전히 회복된다. 그러므로 수술 후에 실을 뽑고 겉으로 드러난 상처가 아물었다고 해도 수술받은 자리가 터져서 악화되지 않도록 조심해야 한다.

치료를 받고 나서 예전의 좋지 않은 습관과 자세를 지속한다면, 언제든 다시 통증이 재발할 수 있다. 수술 후에는 병을 가져온 원인이 무엇인지 이해하고 다시 재발하지 않도록 바른 자세와 생활습관을 유지한다. 이것이야말로 가장 근본적이고 완전한 치료법이라 할 수 있다.

치료 후 일상에 복귀하는 데 필요한 시간

요즘은 디스크가 삐져나온 정도가 심하지 않으면 칼로 피부를 절개하지 않고 주삿바늘에 레이저나 고주파 장치를 달아 수술하는 경우가 많다. 이런 종류의 수술은 간단할 뿐 아니라 신체 손상도 적어 1~2일 정도 입원하거나, 경우에 따라서는 수술 후 곧장 퇴원하기도 한다. 물론 퇴원이 가능하다는 것은 수술 전과 똑같이 활동해도 된다는 의미가 아니다. 아무리 간단한 수술이라도 재발의 위험을 줄이기 위해서는 무리한 활동은 삼가고, 충분히 안정을 취해야 한다.

미세현미경수술이나 내시경레이저수술처럼 피부를 절개하는 수술을 했다면, 상처가 덧나거나 터질 위험이 있으므로 좀 더 조심해야 한다. 그리고 척추뼈를 고정시키는 수술을 했을 때에는 회복이 더디므로 척추뼈가 제자리를 잡을 수 있도록 더욱 각별하게 주의할 필요가 있다.

미세현미경이나 내시경을 이용한 수술을 받은 디스크 환자

수술한 당일로 걸어 다닐 수 있으나 처음 3일간은 되도록 오래 누워 있는 것이 좋다. 3일이 지나면 조금씩 움직이되, 2~3주 동안은 안정을 취해야 빨리 회복할 수 있다. 2~3주가 지나면 몸에 무리가 가지 않는 선에서 가벼운 일상생활을 해도 무방하다. 운전, 부부관계 등도 가능하지만 본격적으로 운동을 시작할 단계는 아니다.

수술 전처럼 모든 활동을 할 수 있으려면 최소 1개월은 지나야 한다. 그러나 시간이 많이 지나도 허리를 구부려 무거운 물건을 들어 올리는 것처럼 허리에 무리를 주는 행동은 절대 금물이다.

척추 고정 수술을 받은 환자

척추 고정 수술을 받은 환자는 디스크를 비롯한 다른 수술을 받은 환자에 비해 회복하는데 시간이 많이 걸린다. 인공디스크를 끼우거나 나사못을 박은 부위에 척추뼈가 자라 완전히 붙으려면 보통 3개월 정도가 걸린다. 최소한 한 달은 무리하지 말고 안정을 취해야 한다.

병원 치료를 통한 수술 후 관리

수술 후 3개월이면 상처가 아물고 6개월이면 수술 부위가 거의 자리를 잡지만, 이것은 겉으로 드러난 증상을 해결한 것일 뿐, 병을 가져온 근본적인 원인까지 해결한 상태는 아니다. 그러므로 수술한 후에는 병원의 도움을 받아 근본 원인을 해결하도록 한다.

운동 치료와 물리치료

수술을 하면 주변 근육이 많이 약해져 있는 상태이므로 적절한 근력 강화 운동이 필요하다. 전문가의 지도하에 다양한 치료법과 병행하여 근력을 강화하도록 한다.

또한 척추질환은 잘못된 자세에서 비롯된 경우가 많은데, 이 문제가 해결되지 않는 한 재발할 가능성이 남게 된다. 그러므로 물리치료와 운동 치료를 통해 잘못된 자세를 바로잡고, 척추에 무리를 주는 생활습관이 무엇인지 찾아 이를 교정한다. 이 과정까지 완전하게 이루어질 때 비로소 치료가 완성되었다고 말할 수 있다.

인대강화주사

수술하고 나서 통증이 사라지기는 하지만 완전히 없어지려면 다소 시간이 걸린다. 그 기간은 사람에 따라 천차만별이다.

미약하게 남은 수술 후의 통증을 해소하는 데에는 인대강화주사가 매우 효과적이다. 뼈를 받치고 있는 인대를 튼튼하게 해주면 수술 부위에 부담이 덜 가게 되어 통증 완화에 도움이 되는 것이다. 이처럼 인대강화주사는 통증 해소뿐 아니라 빠른 회복을 돕고 재발의 가능성을 막아준다는 점에서도 좋다. 한 달에 1~2회 정기적으로 맞으면, 대개 3~4개월이면 통증이 사라진다.

수술 후 필요한 것과 피해야 할 것

수술 후의 시간을 어떻게 보내느냐에 따라 회복 시기가 빨라지거나 늦어질 수 있으며, 치료 결과도 달라질 수 있다. 회복에 영향을 미치는 요인에는 무엇이 있는지 알아보자.

보조기의 도움이 필요한 시기

수술 후 보조기 착용에 대한 의견이 분분하지만, 수술 후 얼마간은 보조기를 착용하는 것이 좋다. 일반적으로 디스크 수술은 2~4주, 척추유합술은 1~2개월 정도 착용하고 있어야 한다. 이 기간에는 계속 보조기를 착용할 것을 권하지만, 누워 있거나 샤워를 할 때에는 착용하지 않아도 된다. 보조기를 불필요하게 오래 착용하면 허리 근육을 약화시켜 증상이 재발할 수 있으므로 주의할 필요가 있다.

운동은 천천히 조금씩

허리를 다치거나 척추 수술을 받은 환자가 많이 묻는 질문 중 하나가 "움직이면 허리에 좋지 않은데 운동해도 되나요?" 하는 것이다. 물론 수술 직후에는 절대 안정이 필수이지만, 무조건 침대에 누워 있다고 해서 빨리 회복하는 것은 아니다. 오히려 너무 오래 누워 있거나 움직이지 않으면 근력이 약화되어 회복이 늦어질 수 있으므로 퇴원한 다음에는 일상생활 속에서 조금씩 운동량을 늘려가도록 한다.

무조건 금연

'척추하고 담배가 무슨 상관있겠어?' 하면서 환자복을 입은 채로 병실 밖에 나가 담배를 피우는 환자들이 적지 않다. 그러나 분명히 말하는데 척추병 환자에게 담배는 독약이나 다름없다. 담배를 피우면 디스크에 영양을 공급하는 미세혈관이 좁아지거나 막혀 혈액과 산소의 공급이 차단되고, 그 영향으로 디스크가 빨리 노화하는 퇴행성 변화가 일어나기 때문이다. 또한 담배를 많이 피우면 뼛속의 칼슘 성분이 빠져나가 뼈가 약해진다. 이처럼 담배는 여러 방면에서 척추를 약하게 만들어 각종 척추질환을 일으키는 원인이 된다.

수술 후에도 담배를 피워서는 안 된다. 특히 뼈를 유합하여 고정시키는 수술을 한 경우에 담배를 피우면 뼈가 잘 붙지 않아서 융합이 제대로 안 될 가능성이 커진다.

술도 가급적 피하자

술은 담배만큼 치명적이지는 않다. 조금 마시는 것은 괜찮지만, 역시 과음은 좋지 않다. 문제는 어느 정도까지 괜찮은가 하는 것인데, 일반적으로 맥주 한 병을 넘기지 않는 것이 좋다. 그 정도면 근육을 이완시키고 스트레스와 긴장감, 불안감을 완화시켜 일시적이나마 통증 해소에 도움이 될 수 있다.

수술 직후에는 금주가 원칙이다. 알코올은 신경의 정상적인 흐름을 방해하여 몸의 컨디션을 저하시킬 뿐 아니라, 혈액순환을 방해하여 수술 부위에 산소와 영양분이 제대로 공급되지 못하게 만들 수 있다. 그러면 자연히 회복이 늦어지게 된다.

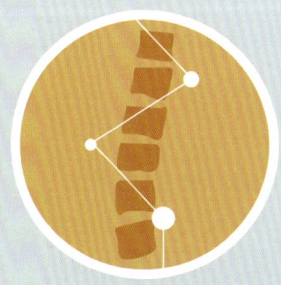

자세로 바로잡고
운동으로 강화한다

Part 06

척추 건강 지키는 바른 생활습관

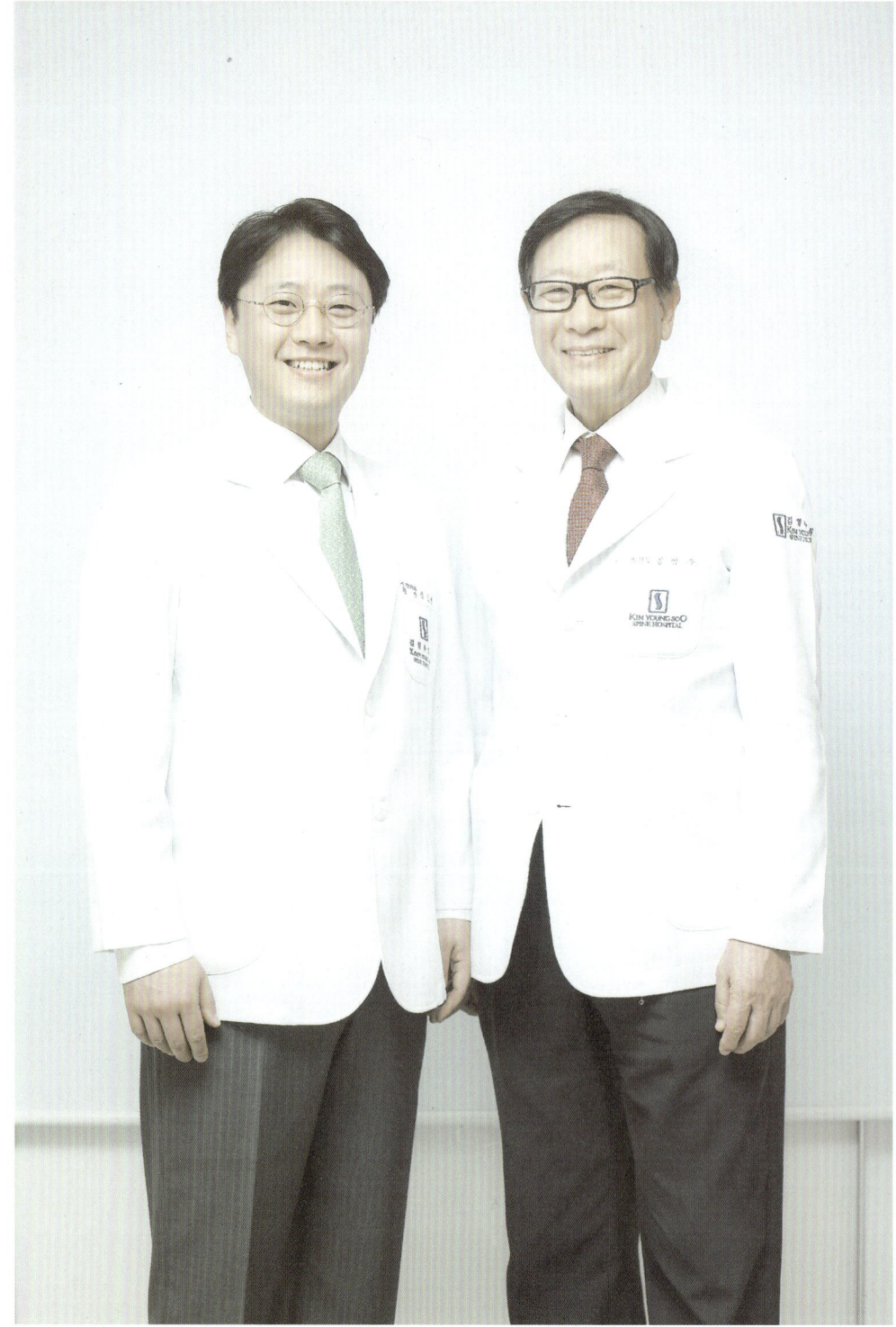

척추가 건강하면 전신이 건강하다

척추는 다른 뼈는 물론이고 여러 신체 기관과 유기적으로 연결되어 있다. 그리고 척추의 뼈 안을 지나가는 척수는 뇌와 팔다리를 비롯한 몸의 각 부분을 연결하는 중추로서 모든 신체 정보를 뇌로 전달하고 뇌의 명령을 다시 몸으로 전달하는 역할을 한다.

신체의 모든 기관이 중요하지만 척추가 특히 더 중요한 이유는 우리 몸의 각 부분들과 매우 밀접하게 연결되어 있기 때문이다. 척추뼈가 뒤틀리면 몸의 중심이 무너질 뿐 아니라 신경의 흐름과 혈액순환이 나빠지고, 이것이 원인이 되어 통증도 생기고 건강도 나빠진다. 한마디로 척추가 건강해야 전신이 건강하다.

맨손체조가 척추질환을 막아준다

그렇다면 우리 몸에서 이렇게 중요한 척추를 건강하게 지키려면 어떻게 해야 할까?

누군가 '척추 건강을 위한 가장 손쉬운 실천 방법을 알려 달라'고 한다면, 주저 없이 맨손체조를 권할 것이다. 초등학교 다닐 때 배운 국민체조도 좋고, 군대나 직장에서 배운 간단 체조도 좋다.

허리가 안 좋은 사람들에게 맨손체조를 권하면 대부분 의외라거나 별로 기대하지 않는 듯한 반응을 보인다. 그러나 척추 건강에 맨손체조만큼 좋은 것도 없다. 어떤 이름이 붙었든 맨손체조는 목, 팔, 다리, 허리 등 온몸을 골고루 움직일 수 있게 만들어진 운동법으로 시간도 많이 걸리지 않고, 어디에서나 할 수 있다. 더구나 특별한 기술도 필요 없고, 몸에 무리가 가지도 않으니 쉽게 할 수 있다. 맨손체조를 처음부터 끝까지 하면 3분 정도 걸리는데, 이것을 2회 정도 반복하면 좋다.

허리가 약하다고 해서 허리 근력을 단련하는 운동만 한다거나 어깨가 자주 결린다고 해서 어깨를 풀어주는 운동에만 집중하는 것은 생각만큼 효과가 크지 않다. 오히려 맨손체조를 통해 전신운동을 하는 것이 여러 모로 훨씬 효과적이다. 온몸을 움직여 전신의 혈액순환을 돕고, 산소와 영양소의 공급을 원활하게 하면 아픈 근육이 활기를 띠게 된다. 그렇게 근육과 인대가 건강해지면 뼈도 튼튼해진다.

그런데 맨손체조로 효과를 보려면 꾸준히 해야 한다. 무엇이든 매일 하기는 쉽지 않지만, 좋은 효과로 보답을 받을 수 있을 것이다.

걷기만 잘해도 허리병이 낫는다

가벼운 디스크 증상이 있는 사람들 중에는 걷기만 했는데 다 나았다고 말하는 경우가 적지 않다. 걷기는 척추질환만이 아니라 거의 모든 병에 다 좋다. 고혈압이나 당뇨병과 같은 만성질환자는 꾸준히 잘 걷기만 해도 눈에 띄게 수치가 떨어진다.

현대인은 하루 종일 앉아서 보내는 시간이 많다. 그런데 장시간 앉아 있는 생활은 허리에 큰 부담을 주기 때문에 그로 인한 병적인 증상들이 많이 해소될 수 있도록 자주 걷는 것이 좋다. 단, 치료 효과를 보려면 올바른 방법으로 걸어야 한다. 바른 걷기 방법에 대해서는 뒤에서 자세히 소개하도록 한다.

걷기가 척추질환에 좋은 근본적인 이유는 혈액순환이 원활해지도록 도와주기 때문이다. 몸에 통증이 있다는 것은 그 부분에 노폐물이 쌓여 있기 때문인데, 혈액순환이 빨라지면 혈액 속에 산소가 빠르게 투입되어 통증 부위에 신선한 피와 산소가 공급되고 노폐물이 빠져나가게 된다. 신선한 혈액과 영양소가 공급된 덕분에 조직이 튼튼해지고 건강해진다.

척추질환은 골다공증 등으로 뼈가 약해져 더욱 악화되는 면도 있는데, 걷기는 골다공증을 예방하는 가장 손쉽고 효과적인 방법이다. 걸을 때마다 전해지는 온몸의 자극이 칼슘 흡수를 도와 뼈를 단단하게 해준다.

시간이 없어서 운동을 못하고, 운동을 못해서 허리가 아프다는 것은 변명일 뿐이다. 퇴근 후에 운동할 시간이 없다면 사무실 책상 아래에 운동화 한 켤레를 비치해두었다가 점심시간이나 시간이 생길 때 신고 걸어보자. 제대로 걷기만 해도 운동 부족으로 인한 허리병은 많이 줄어들 것이다.

반드시 지켜야 할 운동의 원칙

　척추질환을 근본적으로 치료하기 위해서는 운동이 꼭 필요하다. 그런데 열심히 운동을 하는데도 허리병을 앓는 사람이 있고, 젊어서 운동을 많이 한 중장년 중에도 나이 들어 척추질환으로 고생하는 사람들이 있다. 왜 이런 일이 생기는 걸까?

　운동하는 방법에 문제가 있기 때문이다. 척추 건강을 지키는 데 운동은 필수 요소이지만, 올바르지 않은 방법으로 하면 안 하느니만 못한 결과를 가져올 수 있다.

　건강한 척추를 만들기 위해 운동할 때 반드시 지켜야 할 원칙과 방법에 대해 알아보자.

첫째, 아플 때는 운동하지 않는다.

통증이 있다는 것은 몸이 약한 상태이니 조심하라는 신호와 같다. 아프면 안정을 취하고 쉬는 게 우선이다. 일상생활을 할 수 없을 정도로 허리나 다리가 아프면 운동하지 않는다.

둘째, 처음에는 가볍게 시작한다.

운동을 시작할 때 가장 명심해야 할 부분이다. 허리병을 빨리 고치고 싶은 마음에 과욕을 부리기 쉬운데, 절대 삼가야 할 행동이다. 처음 운동할 때는 무리하지 말고 가볍게 시작하고, 적응하면서 조금씩 강도를 높이고 운동 시간도 늘려 나간다. 만약 운동 강도를 높인 후 통증이 온다면 즉시 운동을 중단하고 쉬어야 한다. 다음번에는 강도를 낮추어 더 가벼운 수준에서 운동을 시작한다.

셋째, 동작은 최대한 부드럽게 한다.

갑자기 힘을 주거나 몸을 급하게 움직이면 뼈와 근육에 무리가 갈 수 있다. 운동을 시작할 때에는 힘이 많이 들어가는 동작이나 순발력이 필요한 운동보다는 강도가 일정하고 동작이 부드러운 운동을 선택하는 것이 좋다.

넷째, 규칙적으로 운동한다.

운동은 일주일에 3번 이상 규칙적으로 해야 효과가 있다. 주중에 시간이 없다는 이유로 주말에 한꺼번에 몰아서 장시간 하는 것은 오히려

역효과가 날 수 있다. 한 번에 많은 시간을 하기보다 적은 시간이라도 규칙적으로 꾸준히 하자.

다섯째, 운동에도 최소한의 시간이 필요하다.
운동의 효과를 체감하려면 최소한의 시간을 투자해야 한다. 한 번에 적어도 30분 이상 운동하는 게 좋으며, 허리가 아프지 않은 한도 내에서 시간을 늘려 나간다.

여섯째, 허리에 좋은 자세를 유지한다.
어떤 운동을 하든 몸을 반듯하게 해서 바른 자세를 유지하는 것이 중요하다. 될 수 있는 한 배에 힘을 주고, 무릎을 약간 구부린 상태로 몸을 낮추어 척추의 곡선을 바르게 유지한다. 이렇게 하면 척추에 가해지는 부담이 최소화되고, 조금 무리한 동작을 하더라도 허리를 보호할 수 있다. 또한 복근과 장딴지 근육이 강화되는 이점도 있다.
인간이 직립보행을 할 수 있는 것은 복근과 장딴지 근육 덕분이다. 복근은 앞으로, 장딴지는 뒤로 허리를 당기기 때문에 척추가 곧게 서는 것이다. 허리가 굽거나 디스크에 문제가 있는 사람들은 이 부위의 근육을 강화하면 바른 척추를 가질 수 있다.

전신 근육 강화를 돕는 운동

수영, 자전거 타기, 등산 등의 유산소 운동은 허리가 약한 사람들에게 추천할 만한 운동이다. 맨손체조에 비해 시간과 공간의 제약이 있기는 하지만, 할 수만 있다면 여러 모로 척추 건강에 도움이 된다.

유산소 운동은 혈액순환을 좋게 하여 몸 안의 독소를 몰아낼 뿐 아니라, 체지방을 없애 몸을 가볍게 만드는 효과가 있다. 체중이 줄면 그만큼 허리에 실리는 무게가 줄어 허리가 덜 지치게 된다.

이 운동들은 온몸을 움직이는 전신운동이기도 한데, 이런 전신운동은 자연스럽게 허리의 유연성을 높이고 근육을 단련시키는 작용을 한다.

걷기

걷기는 몸 전체의 근육을 발달시키기에 좋은 운동으로, 요통이나 디스크 환자에게 효과가 있다고 알려져 있다. 누구나 부담 없이 할 수 있는 운동이지만, 좋은 자세로 걸어야 효과를 기대할 수 있다.

첫째, 걷기 전에 스트레칭을 한다. 몸에 무리가 가지 않는 부담 없는 운동이기는 하지만, 굳어진 근육을 풀고 시작하면 더욱 안전하고 효과적으로 운동할 수 있다. 팔과 다리를 천천히 늘려주고 목을 전후 좌우로 돌려 긴장된 근육을 이완시킨다.

둘째, 바른 자세로 걷는다. 걸을 때에는 어깨를 편 상태에서 시선은 정면을 향하고, 팔은 자연스럽게 구부리며 가슴보다 높게 흔들지 않는다. 바른 자세로 걸으면 허리가 꼿꼿하게 펴지고, 허리 근육이 단련되는 효과가 있다.

셋째, 적당한 속도를 유지한다. 달리기보다는 천천히, 평소에 걷는 것보다는 빠르게 걷는 속도를 조절한다. '속보' 같은 느낌으로 걸으면 적당하다. 너무 천천히 걸으면 운동 효과가 떨어지고, 너무 빨리 달리면 관절에 무리가 오거나 허리에 충격이 전해질 가능성이 있다. 20~30분 정도 산책한다는 생각으로 시작하고, 이후 체력에 맞게 강도와 시간을 점차 늘려간다.

넷째, 자투리 시간을 활용해 걷는다. 걷기가 간단한 운동이기는 해도 막상 하려면 시간을 내야 한다. 그런데 직장인의 경우에는 하루에 1시간도 내기가 어려워 운동을 쉽게 포기하게 된다. 만약 시간이 여의

치 않다면 운동 시간을 따로 정하는 대신, 출퇴근 시간이나 근무 중 자투리 시간을 이용하여 운동하는 것도 방법이다. 엘리베이터 대신 계단 이용하기, 지하철이나 버스 한 정거장 전에서 내려 걷기 등 특별히 돈과 시간을 들이지 않고도 얼마든지 할 수 있다.

자전거 타기

자전거는 걷기보다 근력 강도가 높은 유산소 운동으로, 칼로리 소모가 커서 혈액순환과 비만 해소에 많은 도움이 된다.

자전거를 탈 때에도 바른 자세가 필요하다. 자전거 안장의 높이가 너무 높거나 낮으면 척추에 무리가 올 수 있다. 안장은 페달을 밟을 때 다리가 완전히 펴지지 않는 정도로 하고 손잡이는 약간 높게 한다. 이렇게 해야 자전거에 앉았을 때 팔을 펴서 손잡이를 잡아도 몸이 앞으로 많이 구부러지지 않는다.

안장 위에 앉은 다음에는 허리를 자연스럽게 펴고 무릎은 11자를 유지한다. 무릎이 자전거 안쪽으로 기울거나 바깥쪽으로 벌어지게 되면 발목, 무릎, 고관절, 허리에 부담이 갈 수 있다. 험하거나 울퉁불퉁한 길에서 자전거를 타면 척추와 관절에 충격이 전해질 수 있으므로 가능하면 이런 길은 피한다.

자전거는 다리가 아파 오래 걷기 힘든 퇴행성 척추관협착증 환자에게 특히 좋다. 자전거를 타면 허리를 앞으로 약간 굽히게 되어 좁아진 척추관이 넓어지고 척추 관절이 유연해진다. 또한 자전거 타기는 허리 근육과 허벅지 근육을 강화시키는 효과가 있어 디스크 환자에게도 도움이 된다.

수영

척추가 좋지 않은 사람에게 가장 안전한 운동이 바로 수영이다. 물속에 들어가면 부력에 의해 체중이 70~80%가 줄어 척추나 관절에 가해지는 부담 없이 운동할 수 있다.

또 공기 중에 있을 때보다 물속에서는 5~40배로 저항이 높아지는데, 이것은 전신을 부드럽게 압박하는 효과, 각 부위의 근육들을 고르게 스트레칭해주는 효과와 비슷하다. 근육이 약하거나 뭉치면 어깨나 허리 통증이 나타나는데, 물속에서는 전신의 근육을 고르게 자극함으로써 통증을 예방해준다. 수영을 하지 않고, 단지 물속에서 걷고 뛰기만 해도 충분한 운동 효과가 있다.

수영의 여러 영법 중에서 가장 안전한 것은 배영이고, 평영과 자유형도 좋은 운동이 될 수 있다. 단, 접영은 허리를 많이 젖혀야 하므로 피하는 것이 좋다. 다이빙은 허리에 충격이 가해질 수 있으므로 반드시 삼간다.

등산

　등산은 우리나라 사람들이 좋아하고 즐기는 운동 가운데 하나로, 유산소 운동의 효과도 크고 전신 근육을 단련시키는 효과도 커서 건강에 매우 이롭다. 특히 허리와 허벅지 근육을 단련시키기 때문에 척추를 강하고 튼튼하게 만드는 효과가 있다. 하지만 무리하면 척추와 관절에 악영향을 줄 수 있다.

　허리 통증이 있는 사람들은 경사가 심한 산길을 걷거나 무거운 짐을 지면 통증이 악화될 수 있으므로 간편한 차림으로 경사가 심하지 않은 코스를 선택하도록 한다. 허리가 약한 사람들은 등산을 할 때 스틱을 챙기는 게 좋다. 스틱은 다리로 가는 무게의 약 30%를 팔로 분산시켜 신체적 부담을 덜어준다.

산행을 할 때 좋은 자세

① 산을 오를 때에는 배에 은근히 힘을 준다. 걸을 때에는 먼저 발뒤꿈치로 땅을 디딘 다음 발가락으로 땅을 눌러주듯 밟는다.

② 산을 내려올 때도 배에 힘을 주고 몸을 낮추면서 걷는다. 몸을 낮출 때에는 허리를 숙이지 말고, 무릎을 많이 구부려야 허리에 부담이 적게 간다. 몸의 무게 중심을 뒤로 하고 종종걸음으로 보폭을 적게 하는 것이 건강뿐 아니라 안전사고 예방에도 도움이 된다.

질환을 예방하고 치료를 돕는 운동

스트레칭은 긴장된 근육과 뼈를 이완시키고, 사용하지 않아서 약해진 근육과 뼈는 단련시키는 효과가 있다. 하루에 한 번 이상 스트레칭하면 '아름다운 자세와 튼튼한 척추'라는 선물을 얻게 될 것이다.

요통을 예방하는 운동

요통을 호소하는 사람들 중 대부분은 척추보다 주변 근육이 약한 경우가 많다. 따라서 요통을 치료하고 예방하기 위해서는 배 근육과 허리 근육뿐 아니라 엉덩이 근육, 허벅지 근육까지 골고루 단련하는 것이 효과적이다. 간혹 운동을 열심히 하는데도 허리디스크에 걸리는 사람들이 있는데, 지나치게 격하게 해서 척추에 무리가 갔기 때문이다. 자신의 몸 상태를 살피면서 운동 강도를 조절하고 꾸준히 운동하는 것이 중요하다(운동법은 268p 참고).

허리디스크 치료에 도움이 되는 운동

허리 통증을 없애주는 허리 운동에는 허리를 뒤로 젖히는 '신전 운동'과 허리를 앞으로 굽히는 '굴곡 운동'이 있다. 허리 젖히기는 근육의 긴장을 풀고 몸을 유연하게 해주며, 허리 굽히기는 근육을 강화해주기 때문에 중요하다. 다만, 척추질환이 있을 경우 운동을 하다가 통증을 느낄 수 있으므로 증상에 따라 운동법을 달리 할 필요가 있다. 예를 들어 신전 운동은 디스크 환자에게 적당하다. 허리를 젖히면 척추관은 좁아지지만 디스크의 수핵이 신경이 없는 배쪽으로 이동하여 통증이 느껴지지 않기 때문이다. 모든 동작은 천천히 하고, 3~6회 반복한다. 통증이 있으면 중간에 쉬거나 중단해야 한다(운동법은 272p 참고).

척추관협착증 치료에 도움이 되는 운동

척추관협착증에는 허리를 굽히는 운동이 효과적이다. 허리를 굽히면 척추관이 넓어져 통증이 줄어들기 때문이다. 특히 누워서 허리를 굽히는 동작은 통증이 거의 없어, 협착증 환자는 물론이고 디스크 환자도 안심하고 따라할 수 있다(운동법은 274p 참고).

목 통증과 일자목을 막아주는 운동

목뼈는 C자 형으로 커브를 이루어야 머리를 효과적으로 떠받치고 기능을 잘 수행할 수 있다. 그런데 구부정한 자세로 오랫동안 생활하면 이 커브가 사라져 일자목이 된다. 이러면 목을 비롯해 머리와 어깨 등 주변까지 통증이 발생하게 된다. 목뼈의 곡선을 회복하기 위해서는 목 근육과 인대를 강화하고 긴장을 풀어주어야 한다(운동법은 278p 참고).

사무실에서 하는 간단 스트레칭

하루 종일 책상 앞에 앉아서 일을 해야 하는 직장인이나 학생들은 자세가 구부정해져 척추에 변형이 오기 쉽다. 또 몸의 무게만으로도 척추에 큰 부담을 줄 수 있다. 척추 건강을 잃지 않으려면 척추가 받는 고통을 덜어주어야 한다. 가능하면 1시간에 한 번은 자리에서 일어나 자세를 바꾸어주고, 최소한 3시간에 한 번쯤은 가벼운 스트레칭을 하도록 노력하자(운동법은 282p 참고).

요통을 예방하는 운동

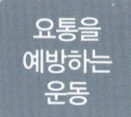

엉덩이 근육 풀기

엉덩이 근육이 뭉치면 앉아 있기가 불편해서 자기도 모르는 사이에 자세가 나빠질 수 있다. 나쁜 자세는 요통을 일으키는 주원인이 되므로 엉덩이 근육을 잘 풀어주도록 한다.

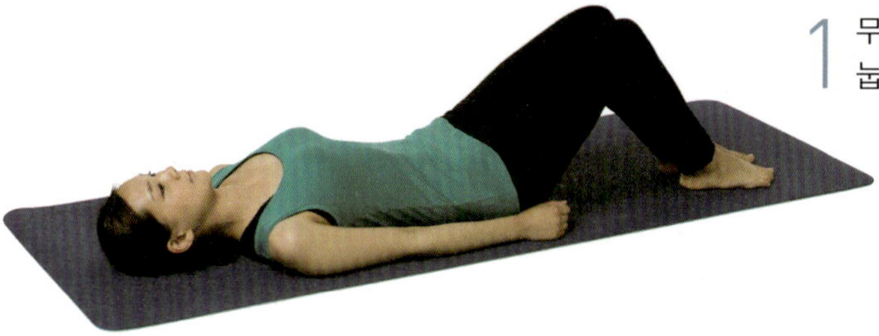

1 무릎을 세우고 똑바로 눕는다.

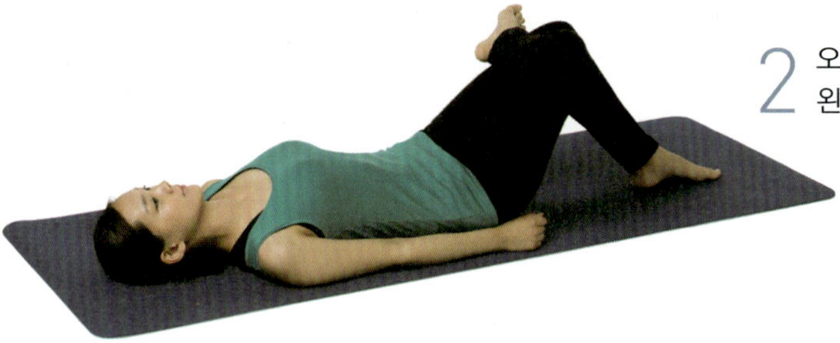

2 오른쪽 다리를 들어 왼쪽 무릎에 얹는다.

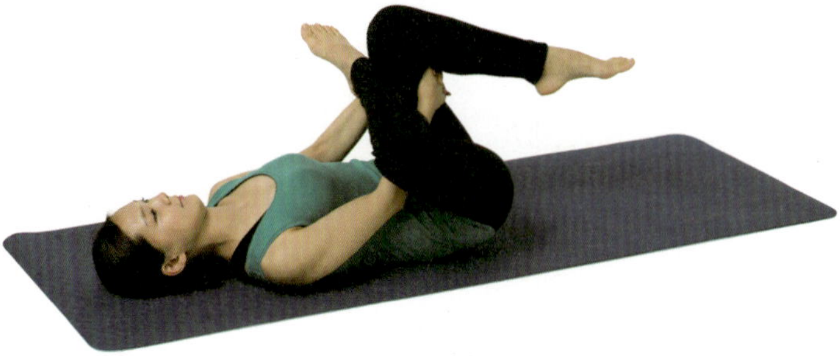

3 양손으로 왼쪽 무릎 뒤를 잡고 가슴쪽으로 끌어당긴다. 10초 정도 정지했다가 처음 자세로 돌아온다. 천천히 반복해서 실시한다. 반대쪽 다리도 같은 방법으로 실시한다.

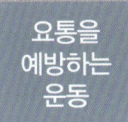
요통을
예방하는
운동

뒷다리 근육 풀기

척추가 바로 서기 위해서는 허벅지와 다리 근육이 튼튼해야 하며, 이를 위해 뒷다리 스트레칭은 필수이다. 통증이 있어 조심할 필요가 있는 사람은 필라테스 밴드를 이용해 운동하도록 한다.

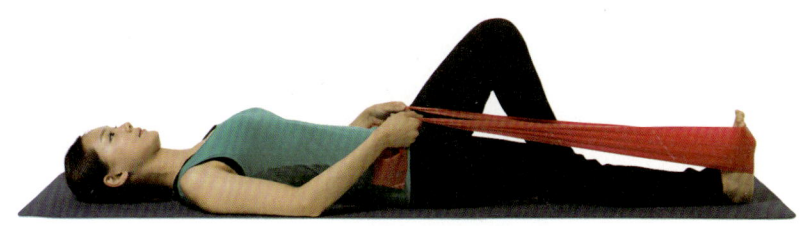

1 오른쪽 발에 필라테스 밴드를 건 상태로 반듯하게 눕는다.

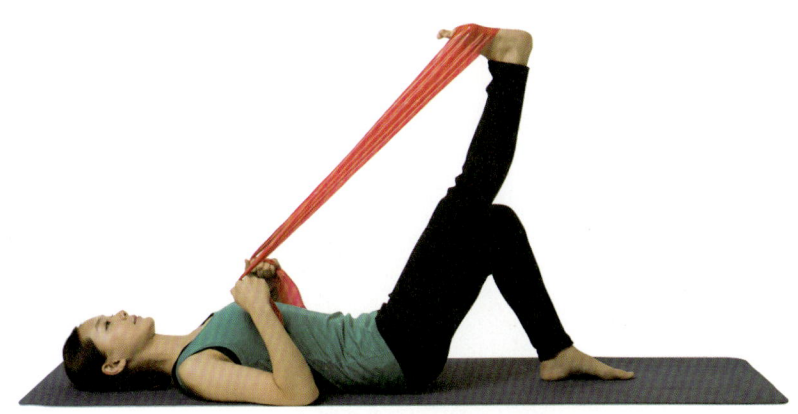

2 밴드를 건 쪽의 다리를 들어 올린 다음 발끝을 몸쪽으로 당긴다. 10초 정도 정지했다가 처음 자세로 돌아온다. 다리를 들었을 때 통증이 있는 경우에는 다리를 벽에 기대어 힘을 덜어준다. 반대쪽 다리도 같은 방법으로 실시한다.

> 요통을 예방하는 운동

허리 강화 운동 ①

강하고 흐트러짐 없는 척추를 위해서 골반 속 근육을 강화하는 코어 운동을 자주 하는 게 좋다. 잠자기 전이나 쉬는 시간을 이용해 실시해보자.

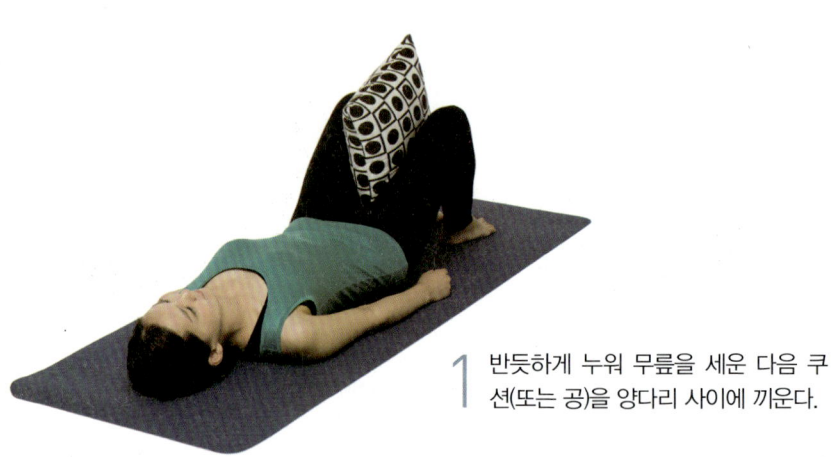

1 반듯하게 누워 무릎을 세운 다음 쿠션(또는 공)을 양다리 사이에 끼운다.

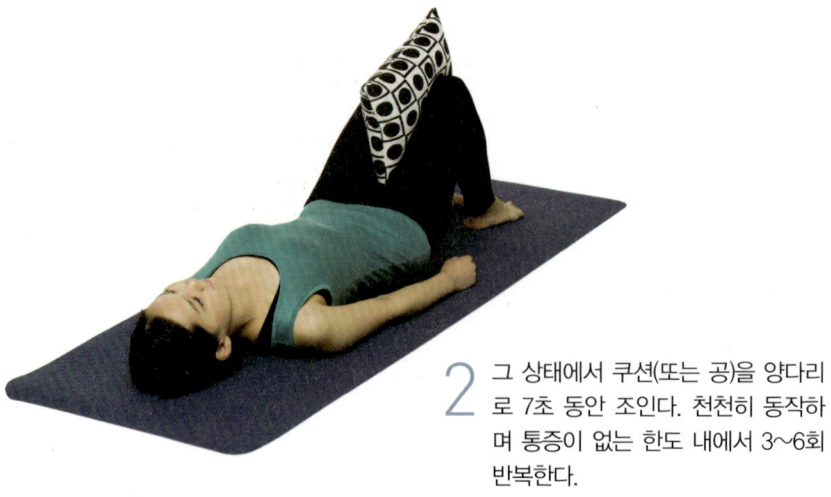

2 그 상태에서 쿠션(또는 공)을 양다리로 7초 동안 조인다. 천천히 동작하며 통증이 없는 한도 내에서 3~6회 반복한다.

> 요통을 예방하는 운동

허리 강화 운동 ②

허벅지 안쪽을 단련하는 코어 운동에 이어 허벅지 바깥쪽을 단련하는 운동을 해본다. 필라테스 밴드가 없을 경우에는 집에서 사용하던 스타킹을 2~3개 겹쳐 사용해도 된다.

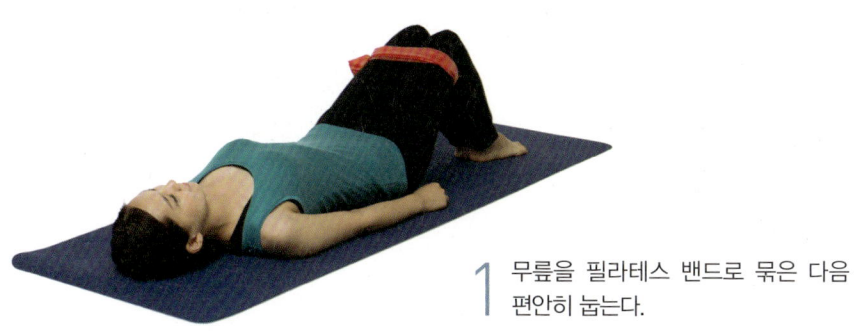

1 무릎을 필라테스 밴드로 묶은 다음 편안히 눕는다.

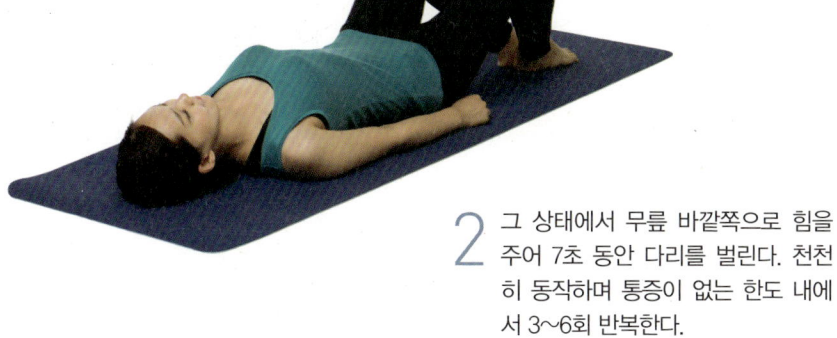

2 그 상태에서 무릎 바깥쪽으로 힘을 주어 7초 동안 다리를 벌린다. 천천히 동작하며 통증이 없는 한도 내에서 3~6회 반복한다.

> **허리디스크 치료에 도움이 되는 운동**

누워서 엉덩이 들어 올리기

초보자도 쉽게 따라 할 수 있는 운동이다. 엉덩이를 들어 올렸을 때 목에 무리한 힘이 가해지지 않도록 주의한다. 엉덩이를 들어 올렸을 때 양쪽 골반은 수평을 이루어야 한다. 통증이 있을 경우 통증이 없는 높이까지만 시행한다.

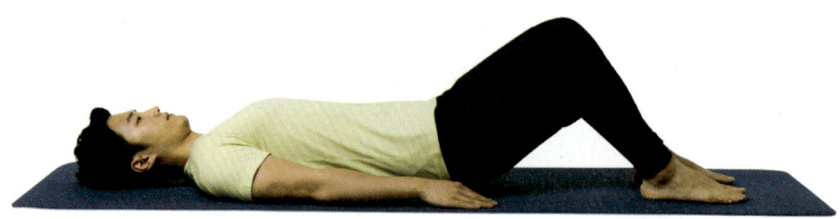

1 무릎을 세우고 반듯하게 눕는다. 양손은 손바닥이 바닥을 향하게 하여 엉덩이 옆에 가지런히 놓는다.

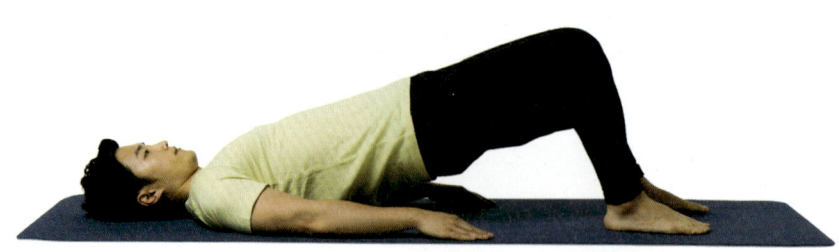

2 항문에 힘을 주고 천천히 엉덩이를 들어 올린 다음 7~10초간 정지한다. 다시 천천히 엉덩이를 바닥에 내려놓는다. 엉덩이가 바닥에 닿을 때까지 항문에 주는 힘을 유지한다. 무리하지 않는 선에서 3~6회 반복한다.

> 허리디스크 치료에 도움이 되는 운동

고양이 자세

요가 동작 중 하나로, 허리뿐 아니라 목 부위까지 근육을 늘여준다. 목이나 허리에 통증이 있을 때 하면 좋은 효과를 볼 수 있다. 호흡을 조절하면서 천천히 동작을 실시한다.

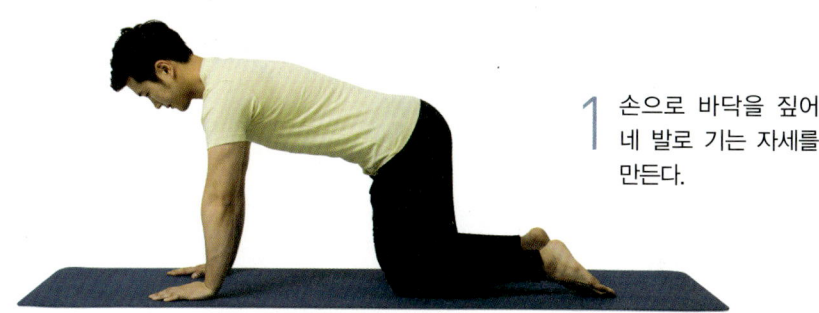

1. 손으로 바닥을 짚어 네 발로 기는 자세를 만든다.

2. 숨을 들이마시면서 고개를 들어 시선을 위로 향하게 함과 동시에 허리를 오목하게 바닥 쪽으로 내린다. 이 자세를 7초간 유지한다.

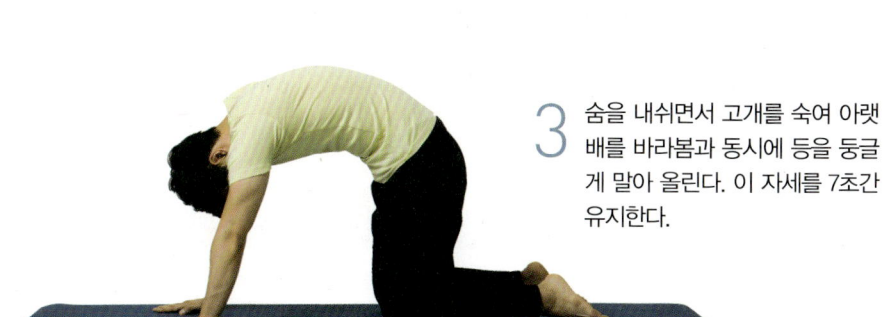

3. 숨을 내쉬면서 고개를 숙여 아랫배를 바라봄과 동시에 등을 둥글게 말아 올린다. 이 자세를 7초간 유지한다.

> 척추관협착증 치료에 도움이 되는 운동

무릎 꿇고 허리 앞으로 굽히기

무릎 꿇는 자세가 되지 않을 경우에는 양반다리를 하고, 배 때문에 허리가 숙여지지 않을 경우에는 식탁의자를 이용한다. 척추관을 넓혀주는 운동으로, 동작에 맞춰 호흡을 조절하면 더욱 효과적이다.

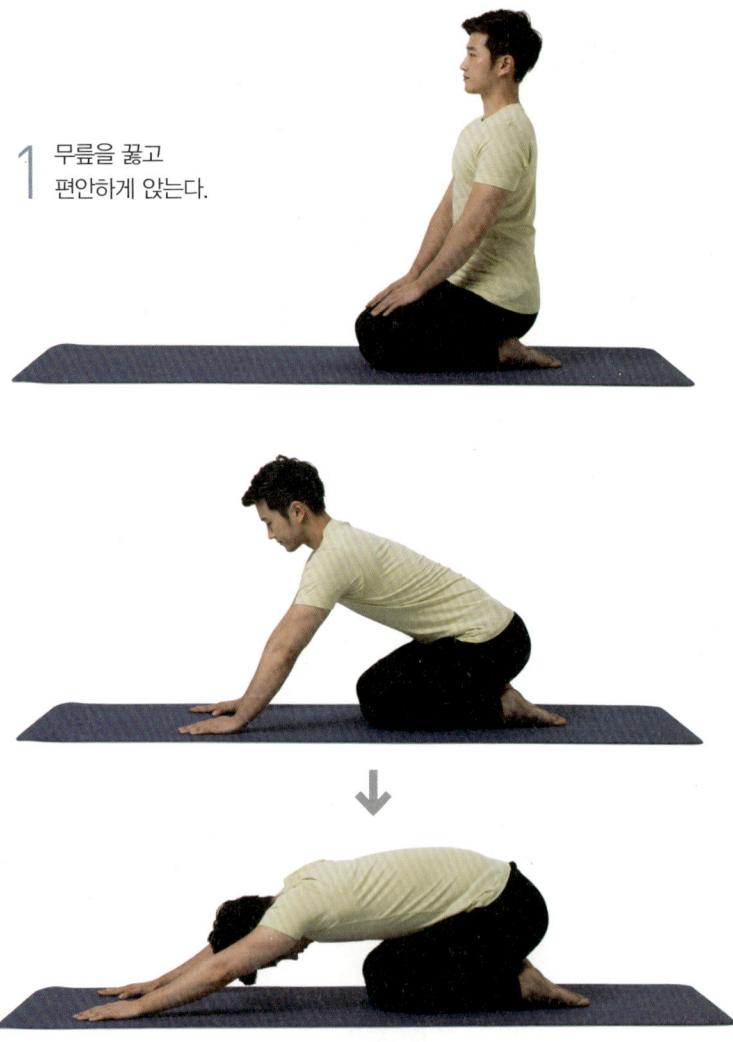

1 무릎을 꿇고 편안하게 앉는다.

2~3 숨을 내쉬면서 팔을 앞으로 쭉 뻗은 채로 엉덩이가 들리지 않게 주의하며 허리를 숙인다. 이 자세를 7초간 유지한다. 무리하지 않는 선에서 3~6회 반복한다.

> **척추관협착증 치료에 도움이 되는 운동**

무릎 가슴 닿기

간단한 동작이지만 척추를 이완시키는 효과가 크다. 협착증 환자가 반드시 해야 하는 운동이지만 무릎을 너무 세게 끌어당기면 디스크가 터질 우려가 있으므로 조심한다. 디스크 증상이 있는 환자라면 특히 더 조심하도록 한다.

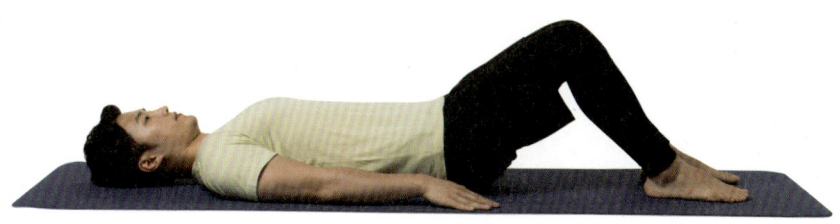

1 무릎을 세우고 반듯하게 눕는다.

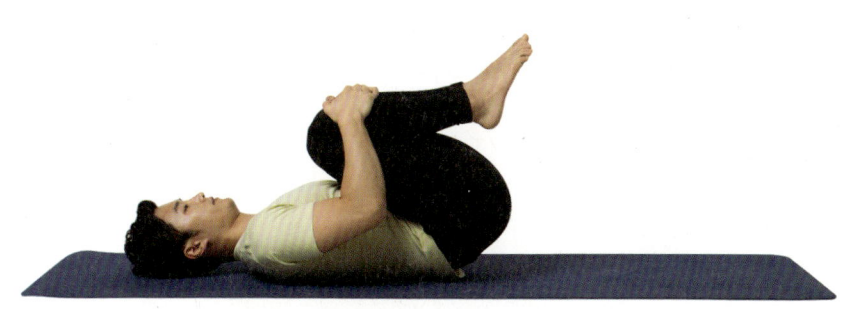

2 양손으로 무릎을 감싼 다음 무릎이 가슴에 닿도록 끌어당긴다. 이 상태를 10초간 유지한다. 무리하지 않는 선에서 3~6회 반복한다.

척추관협착증 치료에 도움이 되는 운동

윗몸 일으켜 정지하기

복부와 허리 근육을 강화시키는 운동이다. 상체를 들어 올릴 때 허리가 바닥에서 떨어지지 않도록 해야 하며, 목 근육은 최대한 사용하지 않는다. 허리에 무리가 가지 않도록 상체의 높이를 조절한다.

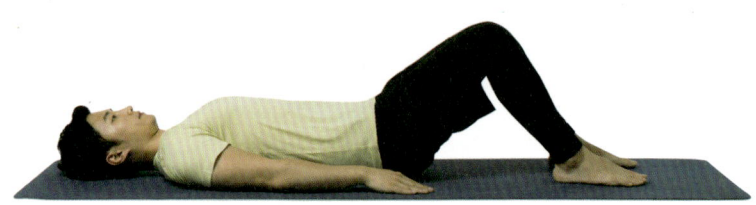

1 무릎을 세우고 똑바로 눕는다. 양손은 자연스럽게 엉덩이 옆에 놓는다.

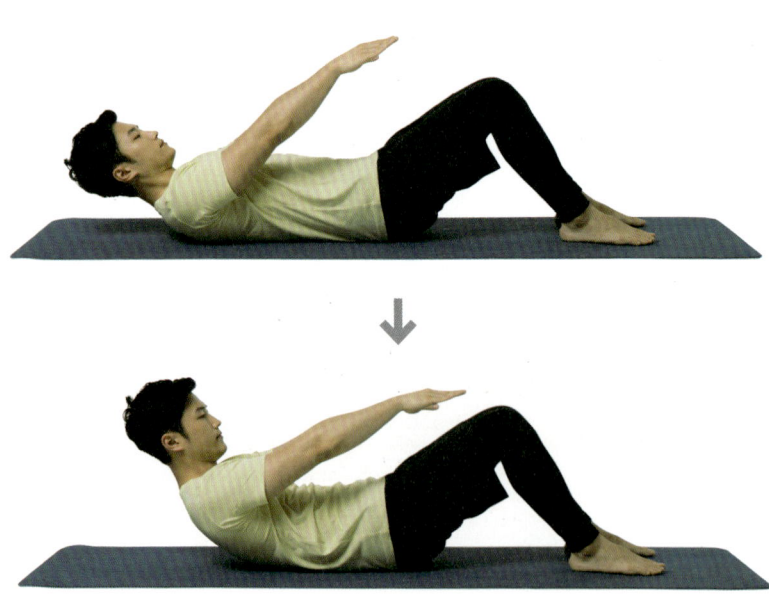

2~3 양팔을 앞으로 뻗은 다음 윗몸을 서서히 일으킨다. 이때 너무 무리하게 일어나면 허리에 부담을 줄 수 있으므로 통증이 느껴지지 않는 한도 내에서 상체의 높이를 유지한다.

> 척추관협착증 치료에 도움이 되는 운동

허리로 바닥 누르기

배에 힘을 주어 허리로 바닥을 누르듯 운동하는 게 핵심이다.

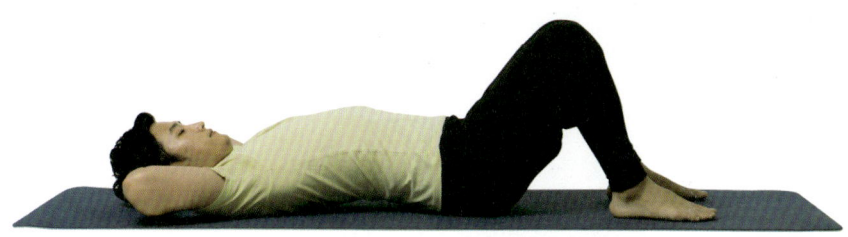

1 무릎을 세우고 반듯하게 누운 다음 양손으로 머리 뒤를 받친다.

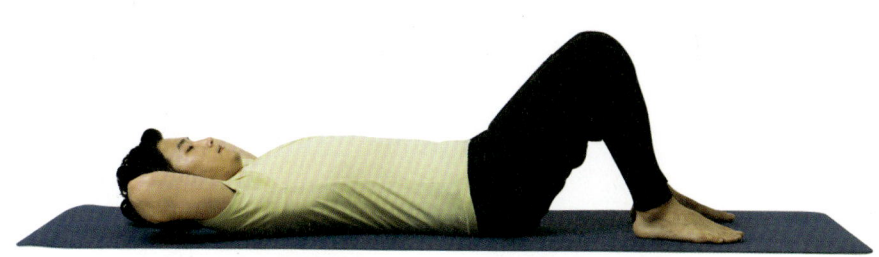

2 배에 힘을 주어 허리가 바닥에 닿도록 한다. 이 자세를 7~10초간 유지하고 다시 처음의 자세로 돌아간다. 총 4회 실시한다.

> 목 통증과
> 일자목을
> 막아주는 운동

턱을 목 쪽으로 당기기

손을 사용해 턱을 목쪽으로 눌러주는 동작이다. 누를 때에는 정수리를 하늘로 미는 듯한 느낌, 목 뒤를 빼는 느낌을 유지하도록 한다.

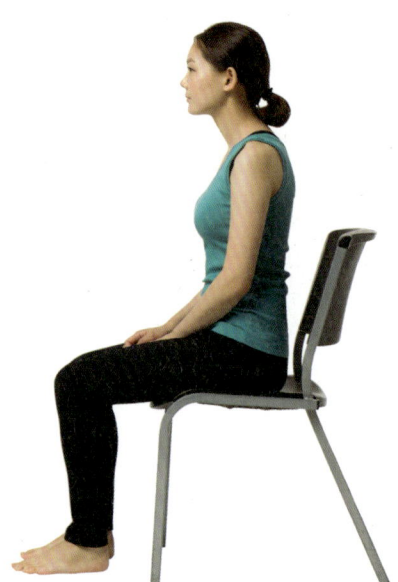

1 허리를 꼿꼿하게 세우고 편안한 상태로 의자에 앉는다.

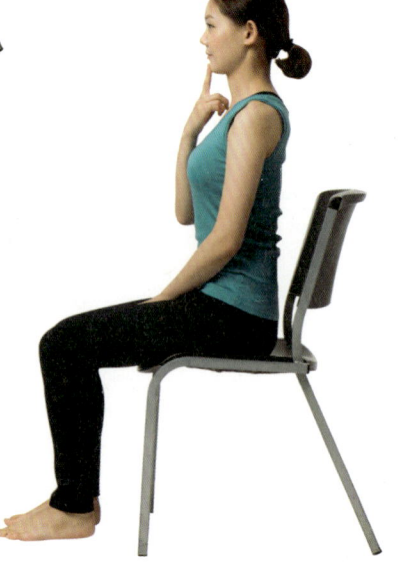

2 한 손가락으로 턱을 눌러 목 근육을 늘여준다.

> 목 통증과
> 일자목을
> 막아주는 운동

손으로 목 근육 늘여주기

손을 사용하면 머리를 그냥 옆으로 기울이는 것보다 저항이 커서 스트레칭 효과가 좋다. 손으로 머리를 누를 때에는 어깨나 허리가 기울어지지 않도록 주의한다.

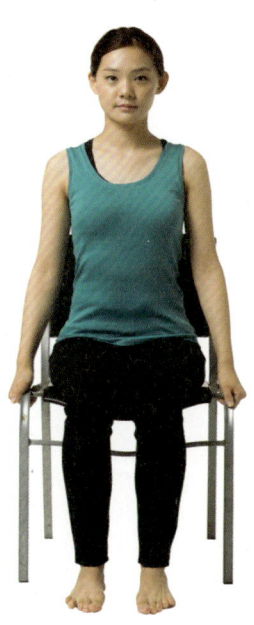

1 척추를 똑바로 세워 의자에 앉는다. 이때 양손은 의자를 잡는다.

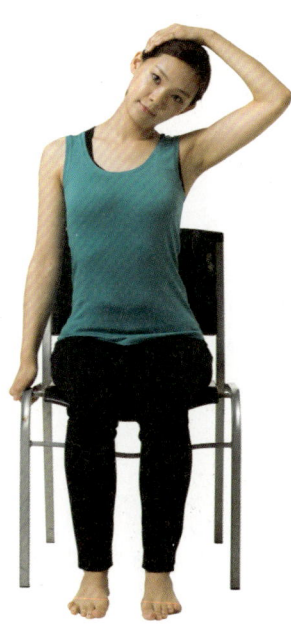

2 왼손을 머리 오른쪽에 댄 다음 왼쪽으로 천천히 눌러준다. 목 근육이 이완되고 있음을 느껴본다. 반대쪽도 같은 방법으로 시행한다.

> 목 통증과
> 일자목을
> 막아주는 운동

목 돌리며 늘여주기

사람들은 익숙한 쪽의 근육만 쓰는 경향이 있는데, 그러면 안 쓰는 근육은 굳어져 통증이 유발되는 경우가 많다. 목 주변의 다양한 근육을 여러 방향으로 스트레칭하여 통증을 줄이도록 한다.

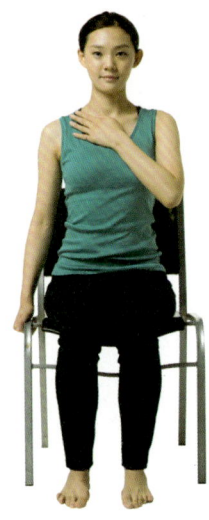

1 척추를 똑바로 세워 의자에 앉은 다음 왼손을 오른쪽 쇄골에 갖다 댄다.

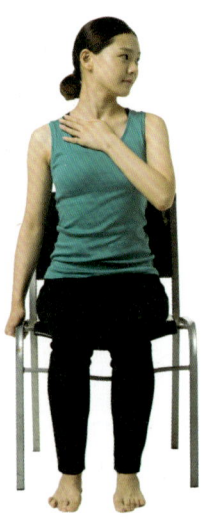

2 목을 왼쪽으로 돌리면서 턱을 살짝 들어준다.

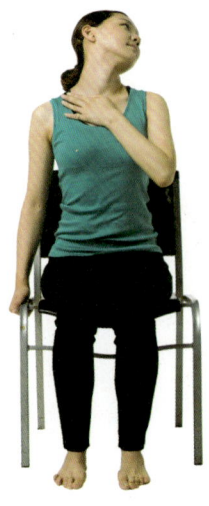

3 몸을 뒤로 살짝 젖히면서 근육을 쭉 늘려준다. 7~10초간 유지하며 3~6회 반복한다. 반대쪽도 같은 방법으로 한다.

| 목 통증과 일자목을 막아주는 운동 | ## 수건으로 목 근육 늘여주기 |

목의 자연스런 굴곡이 사라져 일자목이 되면 통증이 발생한다. 이 운동은 목 뒤의 긴장된 근육을 이완시키고, 목뼈의 커브를 회복시키는 효과가 있다.

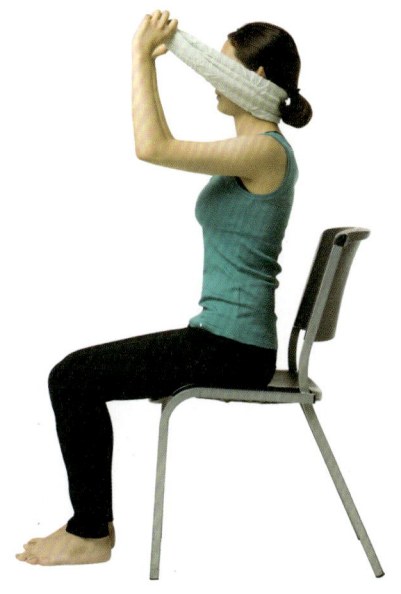

1 양손에 쥔 수건으로 목 뒤를 감싼다.

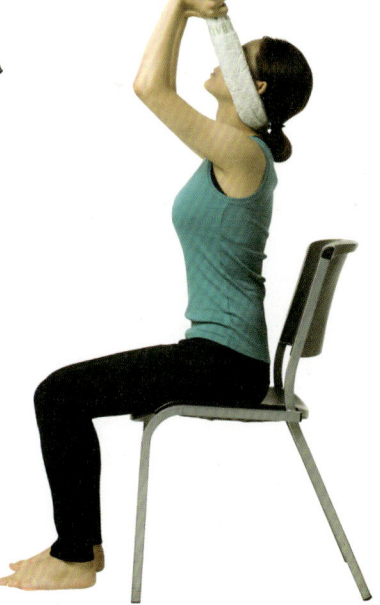

2 목을 천천히 뒤로 젖히면서 밀듯이 힘을 준다. 동시에 수건을 쥔 손은 전방 30~40도 방향으로 당긴다. 7~10초간 유지하며, 10~20회 반복한다.

사무실에서 하는 간단 스트레칭	## 양팔 뒤로 뻗기

구부정해진 척추를 바로 펴주는 효과가 있다. 팔을 뒤로 최대한 곧게 뻗으면 저절로 척추가 펴진다.

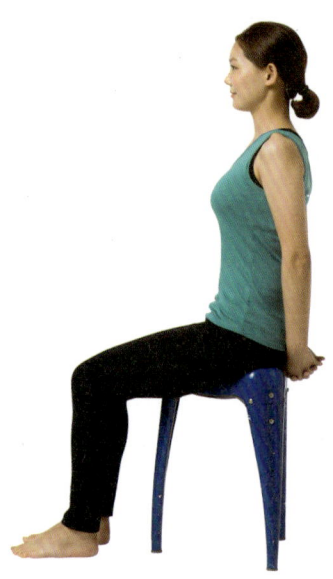

1 발을 모으고 의자에 앉아 양팔을 등 뒤로 뻗어 손을 마주 잡는다.

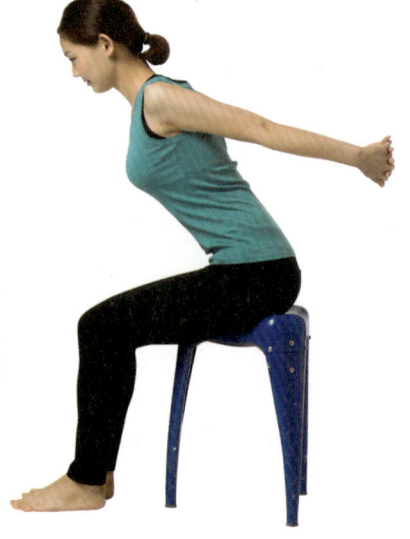

2 팔 전체가 뻐근한 느낌이 들 정도로 손을 등 위쪽으로 들어 올린다. 이 상태에서 상체를 천천히 숙여 10~15초간 유지한다. 이 동작을 3~4회 반복한다.

사무실에서 하는 간단 스트레칭

양팔 위로 뻗기

의자에 오래 앉아 있으면 척추뼈가 압박을 받아 눌리게 된다. 이 동작은 눌린 척추를 펴고, 앞으로 굽은 자세를 잡아주는 효과가 있다.

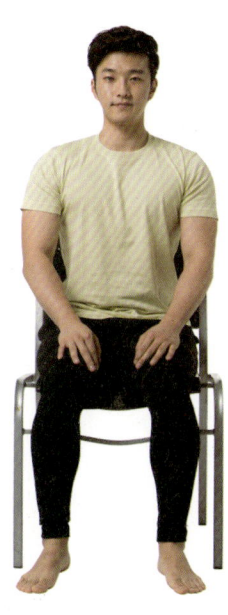

1 의자에 앉아 허리를 곧게 펴고 다리는 어깨 너비로 벌린다.

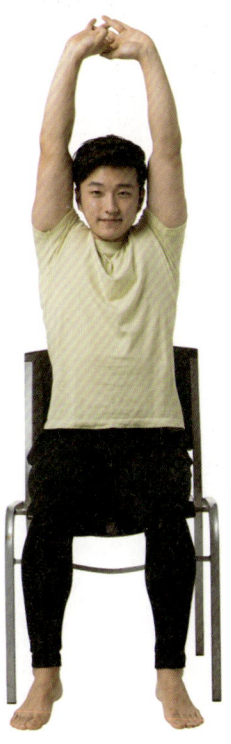

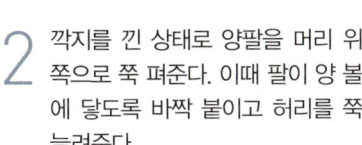

2 깍지를 낀 상태로 양팔을 머리 위쪽으로 쭉 펴준다. 이때 팔이 양 볼에 닿도록 바짝 붙이고 허리를 쭉 늘려준다.

> 사무실에서 하는 간단 스트레칭

의자 잡고 몸통 돌리기

허리를 돌리는 동작은 피로한 허리 근육에 활기를 주고, 긴장된 근육을 풀어주는 효과가 있다. 디스크에 무리가 올 수 있으므로 천천히 한다.

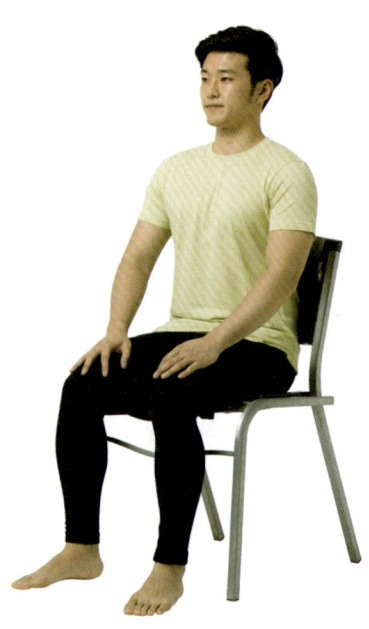

1 허리는 꼿꼿하게 세우고 다리는 어깨 너비로 벌리고 앉는다.

2 상체를 왼쪽으로 돌려 오른손으로 의자의 등받이를 잡는다. 허리의 근육이 펴지는 것을 느끼며 의자를 힘껏 잡아당긴다. 이 동작을 10~15초간 유지한다. 반대쪽도 똑같이 실시한다.

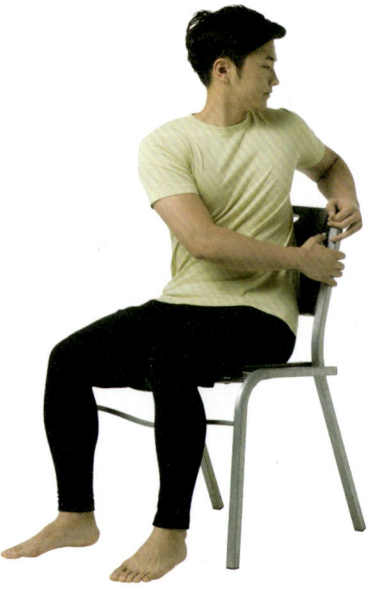

> 사무실에서 하는 간단 스트레칭

의자에 앉아 엉덩이 스트레칭하기

골반과 다리에 있는 근육들은 허리 안정에 영향을 미친다. 장시간 앉아서 일을 하다가 허리가 묵직하고 뻐근할 때 엉덩이 스트레칭을 하면 효과가 있다.

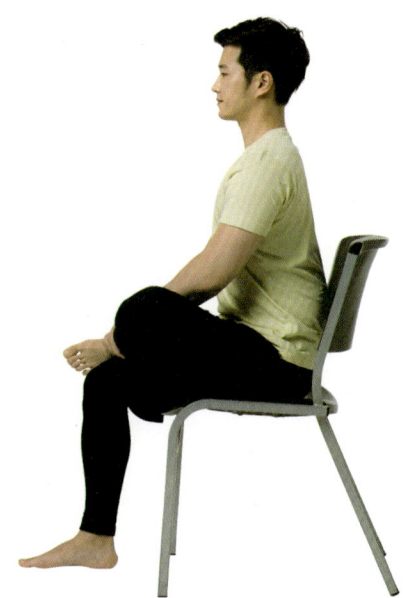

1 허리를 꼿꼿하게 세우고 앉은 다음 왼발을 오른쪽 무릎 위에 올린다.

2 그 상태로 골반을 앞으로 숙여 10~15초간 정지해 있는다. 이때 등이 굽지 않도록 주의한다. 반대쪽도 똑같이 시행한다.

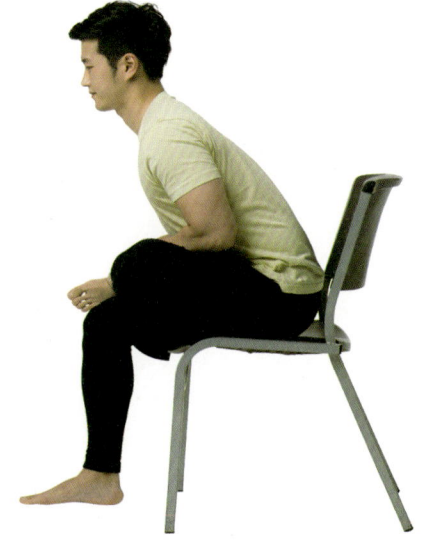

> **사무실에서 하는 간단 스트레칭**

의자에 앉아 뒷다리 스트레칭하기

장시간 의자에 앉아 있으면 혈액순환이 잘되지 않아 다리가 붓게 마련이므로 시간이 날 때마다 붓고 뭉친 다리를 스트레칭하자. 등이 굽어지고 골반이 움직이면 스트레칭 효과가 적으므로 주의한다.

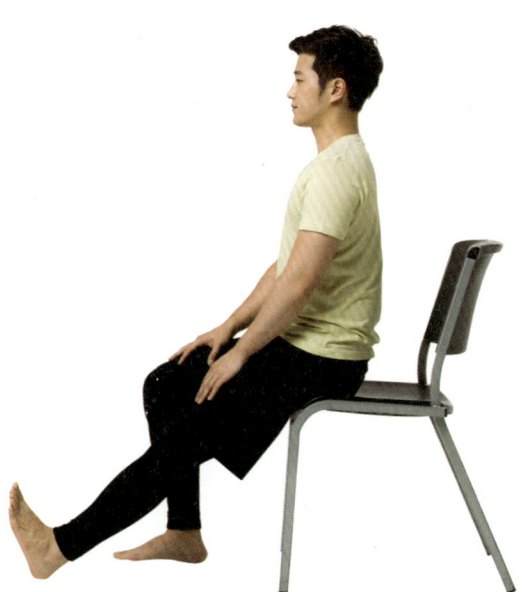

1 허리를 꼿꼿하게 세우고 앉은 다음 왼쪽 다리를 앞으로 쭉 뻗는다. 발끝을 세워 다리 뒤의 근육을 이완시킨다.

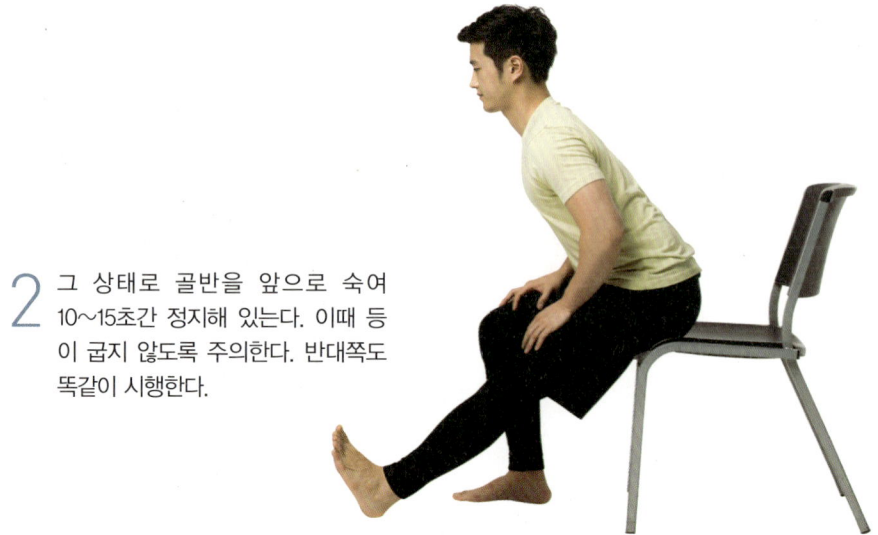

2 그 상태로 골반을 앞으로 숙여 10~15초간 정지해 있는다. 이때 등이 굽지 않도록 주의한다. 반대쪽도 똑같이 시행한다.

그 밖에 척추에 도움이 되는 운동

볼 운동

허리가 아픈 환자들에게 아주 좋은 운동이다. 볼을 이용해 운동을 하기 때문에 그냥 맨몸으로 운동할 때보다 재미있고, 신체에 무리가 가지 않으며, 볼 위에서 균형을 잡는 동안 자연스럽게 운동신경이 자극되어 운동 조절 능력이 향상된다.
균형을 잡으면서 스트레칭을 하기 때문에 허리병의 원인이 된 잘못된 자세도 바로잡을 수 있다. 볼 운동은 긴장된 근육을 풀어주고 관절을 부드럽게 해주는 역할을 하므로 유산소 운동과 근력 운동 전후에 하면 좋다.
볼은 자신의 키를 기준으로 적합한 것을 고르면 된다. 키가 150cm 미만인 사람은 공의 지름이 45cm(노란색), 150~165cm인 경우는 55cm(빨간색), 165~180cm인 경우는 65cm(초록색), 180~190cm인 경우는 75cm(파란색), 190cm 이상인 경우는 85cm(은색)인 공을 선택한다. 처음에는 균형을 잡기 힘드니 최대한 천천히 운동한다.
가만히 누워서 볼에 양발을 올린 후 공을 밀고 당기면서 엉덩이 관절과 무릎을 스트레칭하거나, 공을 좌우로 움직이면서 허리 근육을 부드럽게 풀어준다.
허리 통증이 있는 경우에는 운동을 잘 안 하게 되어 근육이 많이 굳게 된다. 특히 디스크 환자인 경우 다리 통증 때문에 다리를 들어 올리거나 움직이는 간단한 동작도 잘 안 되는 경우가 많다. 이때 볼을 이용하면 훨씬 쉽게 운동할 수 있다.

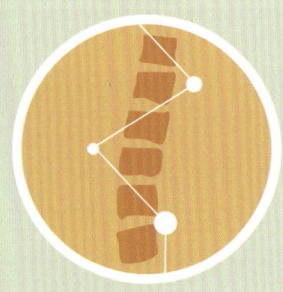

척추질환자도
할 수 있다

Part 07

허리를 즐겁게 하는 성생활

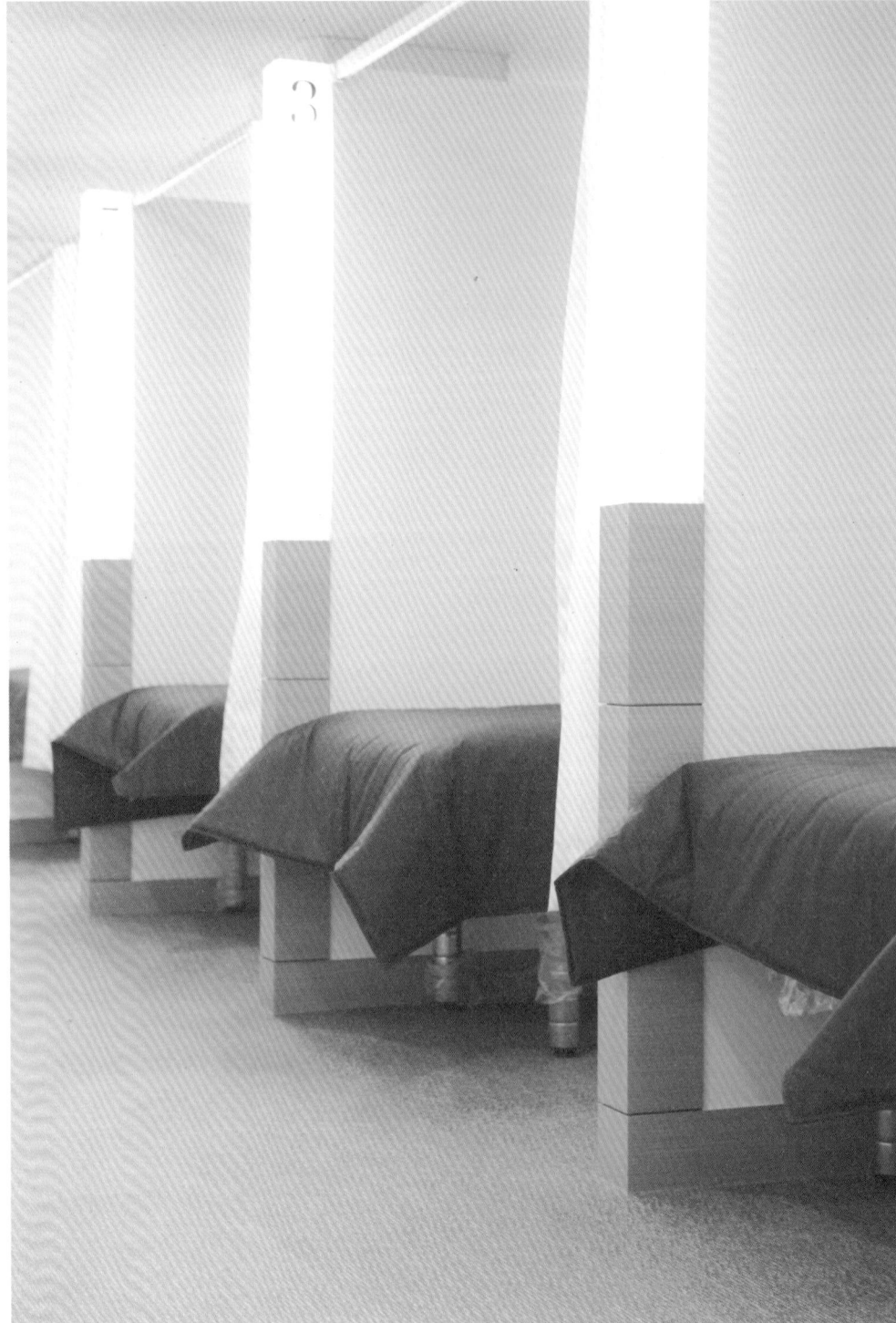

허리병과 성생활은 공존할 수 없나?

'성생활 = 허리 힘'이라는 고정관념 때문일까? 허리가 약하면 성생활을 제대로 할 수 없다고 생각하는 사람들이 많다. 허리에 통증이 있으면 몸을 움직이거나 힘을 쓰는 것 자체가 힘들고, 그러면 아무래도 성생활이 어렵지 않겠느냐는 것이다. 특히 비수술적 치료로는 더 이상 허리병을 치료할 수 없어 수술을 받은 사람은 성생활이 증상을 악화시킬 수도 있다는 불안감과 두려움에 힘들어 하는 경우가 많다.

그런데 과연 그럴까? 허리 통증을 줄이기 위해 인간의 기본 욕구이자 가장 큰 쾌락 중 하나인 성생활을 포기해야만 할까?

최근의 연구와 조사는 '그렇지 않다'고 대답한다. 몇 가지 주의할 점이 있기는 하지만, 허리가 약하거나 요통이 있는 사람도 얼마든지 성생활을 즐길 수 있다는 것이다. 척추질환자가 가장 먼저 해야 할 일이 있다면, 요통이 성생활을 방해한다는 선입견부터 버리는 일이다.

허리와 성에 대한 고정관념을 버려라

성에 대한 생각이 많이 자유로워졌지만, 아직까지도 성생활에 문제가 생기면 적극적으로 해결하기보다는 혼자서 끙끙 앓는 경우가 더 많다. 그래서인지 요통 환자들이 성을 어떻게 생각하는지, 어떤 문제로 고민하는지에 대한 연구나 자료가 많지 않다.

1994년 한 연구소에서 요통 환자 100명을 대상으로 조사한 결과, 요통이나 디스크 질환 등으로 성생활에 지장이 있다고 대답한 사람은 35%에 달했고, 성생활을 할 수 없는 것은 아니지만 불편하다고 대답한 사람은 이보다 훨씬 많은 48%나 되었다.

외국도 우리와 별반 다르지 않아서 외국의 한 조사결과를 보면 요통 환자의 46%가 성생활에 대한 두려움을 호소했으며, 그 이유는 성관계 중 발생하는 통증과 성생활 빈도의 감소 때문이라고 답했다.

앞서 언급한 국내 조사결과를 좀 더 살펴보면 '성생활이 요통에 영향을 미치는가'를 묻는 질문에 조사 대상의 45%가 '성생활이 허리병을 더 악화시킨다'고 생각하며, 51%는 '허리병을 악화시키지는 않지만 통증을 더 심하게 만든다'고 생각하는 것으로 나타났다. 요통 환자의

96%에 해당하는 대다수가 통증이 있을 때 성관계를 하면 통증이 더 심해진다고 믿고 있는 것이다. 이에 반해 '성생활이 허리병을 악화시키거나 통증을 심하게 만들지 않는다'고 대답한 사람은 겨우 4%에 불과했다.

요통 환자의 배우자들도 생각이 비슷해서 60%가 '성생활이 허리병을 악화시킬 수 있다'고 답했다. 또 요통 환자 본인은 걱정하지 않는데 배우자가 미리 겁을 내서 성생활을 하지 않으려는 경우가 32%, 배우자와 환자 모두 겁을 내는 경우가 27%, 환자 자신이 두려워 배우자의 요구를 거절하는 경우가 40%로 나타났다. 결과적으로 환자와 배우자가 모두 성생활이 척추질환에 영향을 준다고 생각하는 것을 알 수 있다.

성생활에 대한 두려움은 부부 생활과 가족 관계에 영향을 미칠 수밖에 없다. 요통으로 성생활에 대한 자신감을 잃어버린 한 아내는 남편의 성 욕구를 충족시키기 위해 애인을 얻어줄 생각까지 했다고 하고, 어떤 남편은 요통으로 고생하는 아내를 괴롭힐 수 없어서 3년 동안이나 혼자 방황했다고 한다. 요통과 성생활에 대한 선입견이 빚어낸 웃지 못할 촌극이 아닐 수 없다.

요통 환자 가운데 절반가량이 성생활에 대해 두려움과 불편함을 갖고 있으며, 이런 대답을 한 사람들은 실제로 성관계를 할 때 통증을 느낀 경우가 많았다. 반면, 실제로 성생활을 꾸준히 해온 요통 환자들에게 물으니 35%는 전혀 지장이 없다고 답했으며, 48%는 불편했지만 조심스럽게 성생활을 했다고 답했다. 다시 말해, 성관계를 지속한 요통 환자의 83%는 성관계가 증상을 악화시키지 않았다고 답한 것이다.

나머지 17%만 허리 통증으로 성생활에 지장을 받았다고 답했다.

두 가지 상반된 조사결과에서 도출할 수 있는 결론은 인간이 얼마나 고정관념에 좌우되는 존재인가 하는 것이다. 성생활이 요통을 악화시키고 통증을 가져온다고 믿는 사람들에게는 실제로 성생활로 인한 통증이 문제가 되었다. 그러나 그런 편견 없이 성생활을 지속한 사람들은 통증도, 증상의 악화도 없었다.

성에 대한 무지가 원죄

성생활은 배우자를 사랑하는 마음의 표현이자 자연스런 욕구의 분출이다. 관계를 가져서 증상이 악화되면 어쩌나 하는 걱정과, 허리가 아프니 상대의 욕구를 충족시키지 못할까봐 전전긍긍하는 부담감이 크면 당연히 성생활이 어렵고 힘들 수밖에 없다. 그러나 서로를 배려하고 이해하는 마음을 갖고 좋은 시간이 되도록 노력한다면, 허리병과 성생활은 충분히 공존할 수 있다.

예를 들어 남자가 요통 환자일 경우에 일반적인 체위, 즉 여자가 눕고 남자가 그 위에 있는 자세는 요통이 생기기 쉽다. 남자가 허리를 자주 숙여야 하는 자세이기 때문이다. 이런 경우에는 허리에 무리가 가지 않는 다른 체위로 성생활을 하는 것이 좋다.

요통 환자들이 성생활을 두려워하는 것은 성에 대한 바르고 충분한 정보가 없는 데에도 문제가 있다. 성에 대한 잘못된 고정관념을 깨고 좀 더 안전하게 성생활을 할 수 있는 방법을 알게 된다면, 요통 환자들도 얼마든지 즐거운 성생활을 누릴 수 있을 것이다.

요통을 이기고 성생활을 즐겨라

허리 통증이 있어도 성생활이 가능할 뿐 아니라, 건강한 성생활이 오히려 통증 해소에 도움이 된다는 연구결과가 나오고 있다. 과연 그 근거는 무엇인지 알아보자.

자연진통제 '엔도르핀'

성생활이 요통을 없애주는 첫 번째 이유는 '엔도르핀'이라는 호르몬 때문이다. 성관계 시 오르가즘을 느낄 때 뇌에서 분비되는 엔도르핀은 요통은 물론 두통, 생리통, 치통 같은 다양한 통증을 줄이거나 없애는 자연진통제가 된다.

　물론 요통 환자가 오르가즘을 느끼기 위해 격렬하게 성관계를 하는 것은 자제해야 한다. 너무 심하게 허리를 움직이면 성관계를 하는 동안은 엔도르핀 덕분에 요통을 느끼지 못할 수 있지만, 관계가 끝난 뒤에는 허리를 혹사한 대가를 톡톡히 치러야 하기 때문이다. 어디까지나 성생활은 부드럽게, 무리하지 않는 범위 내에서 해야 한다.

　이외에도 엔도르핀은 요통의 원인이 되는 스트레스를 완화시키며 노화를 막아주는 역할을 한다. 스코틀랜드 로열에딘버러병원 연구팀이 3,500명을 대상으로 조사한 결과, 주당 3회 이상 성생활을 하는 사람은 나이보다 평균 10년 이상 젊은 육체를 지닌 것으로 평가되었다.

근육의 긴장과 이완으로 허리가 튼튼해진다

　주기적으로 즐겁게 성생활을 하면 허리가 튼튼해진다. 성관계를 하면 몸 전체의 근육이 골고루 긴장하고, 끝나면 긴장한 근육이 완전히 이완된다. 이것은 열심히 운동한 후 근육이 뭉치지 않도록 정리 운동으로 몸을 풀어주는 것과 같은 효과가 있다. 허리에 무리를 주지 않는 운동을 한 셈이니 자연스럽게 허리 근육이 강화되어 요통이 줄어든다.

여성 허리 건강의 핵심, '에스트로겐'

　여성은 폐경이 시작되는 40대 후반에서 50대에 요통이 급증한다. 오랫동안 집안일을 해오느라 몸을 혹사시킨 결과이기도 하지만, 이 시기에 여성 호르몬인 에스트로겐의 분비가 급격히 줄어들기 때문이다.
　에스트로겐은 여성의 피부를 젊고 건강하게 만들면서 동시에 뼈를 튼튼하게 하는 역할도 한다. 뼈에 필요한 영양소인 칼슘을 에스트로겐이 운반하기 때문이다. 따라서 폐경이 되어 에스트로겐이 줄어들면 뼈에 칼슘이 제대로 공급되지 못해 쉽게 약해지고, 심하면 골다공증까지 생긴다.
　중년 여성이 성생활을 하면 여성에게 꼭 필요한 에스트로겐이 더욱 많이 분비된다. 따라서 젊고 아름다운 외모와 건강한 척추를 갖고 싶다면, 나이를 먹어서도 성생활을 꾸준히 하는 게 좋다.

알아두면 좋은
다양한 체위들

"아프지 않게 할 수 있는 좋은 방법이 있을까요?"

요통 환자들이 성생활과 관련해 가장 많이 묻는 질문은 이처럼 '체위'에 관한 것이다.

따라서 여기에서는 국립재활병원에서 척수마비 환자들을 위해 연구한 성생활 체위를 토대로, 안전성이 검증된 체위들을 소개하고자 한다.

물론 이것은 어디까지나 예시일 뿐, 모두에게 다 맞는 가장 이상적인 체위라고 할 수는 없다. 소개한 체위를 참고하여 부부가 서로에게 맞는 편한 체위를 찾아 자연스럽게 성생활을 이어가도록 하자.

아내가 허리병 환자인 경우

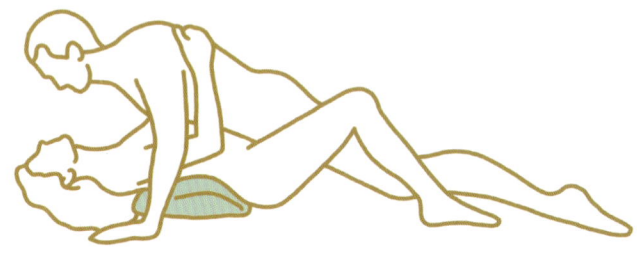

남편이 위, 아내가 아래인 정상위를 할 때는 아내가 누웠을 때 허리 밑 빈 공간이 생기지 않도록 아내의 엉덩이나 무릎 밑에 베개를 받치는 것이 좋다. 아내의 가슴이 눌리지 않도록 남편은 양손으로 바닥을 짚어 몸을 지탱한다.

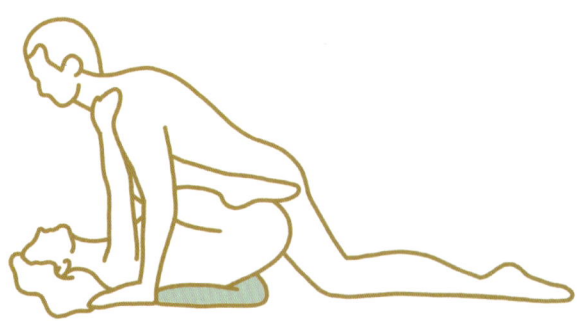

아내는 똑바로 눕고 남편이 그 위에 있는 정상위의 변형 자세다. 이때 아내의 등 밑에는 쿠션을 깔아놓는다. 아내는 무릎을 구부려 남편의 복부 양옆에 대고, 남편은 아내의 가슴과 배를 누르지 않도록 양손으로 바닥을 짚고 상체를 들어올린다.

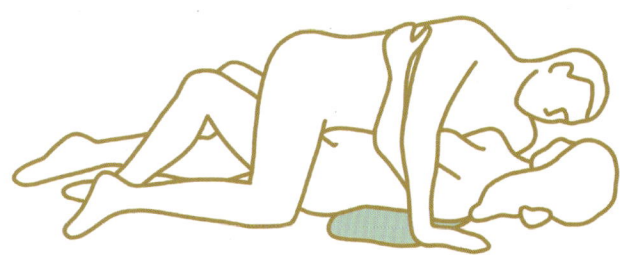

아내는 다리를 벌리고 바로 눕는다. 남편은 왼팔로 아내의 목 뒤를 감싸고 팔꿈치로 바닥을 눌러 상체를 지지한다. 오른손은 아내의 왼쪽 어깨 위 바닥을 짚어 아내의 가슴이 눌리지 않게 한다. 이 상태에서 남편이 30도 정도 몸을 비스듬히 기울이면 편하게 관계를 할 수 있다.

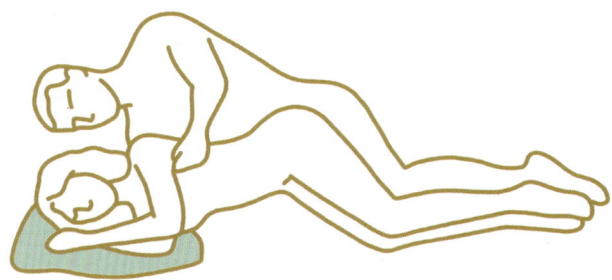

아내가 남편 쪽으로 등을 대고 누운 체위는 허리에 부담을 덜 주고 피로도 적은 편이다. 이때 아내의 통증을 줄여주기 위해 베개 등으로 적당히 몸을 받치면 훨씬 무리가 덜 간다.

허리를 즐겁게 하는 성생활 **301**

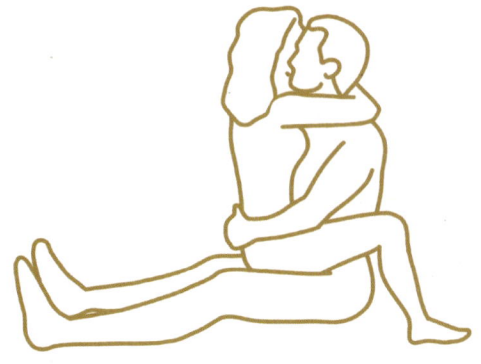

남편이 앉아 있는 상태에서 아내는 남편의 허벅지 위에 다리를 벌리고 앉는다. 이 때 남편은 아내의 허리를 손으로 받쳐서 보호해준다.

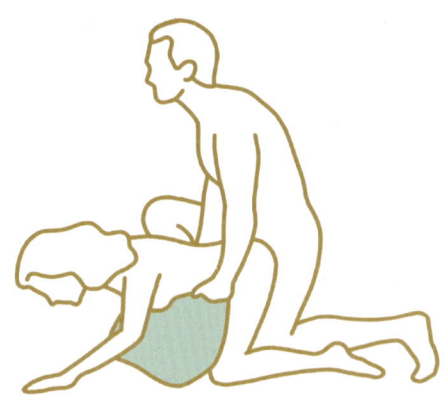

아내가 허리가 아프지 않도록 가슴과 배 밑에 쿠션을 받친 다음 쭈그려 엎드린 자세를 취하면 남편은 아내의 엉덩이 뒤로 그림과 같이 접근한다. 남편이 능동적 으로 엉덩이를 움직여 사랑을 나눈다.

남편이 허리병 환자인 경우

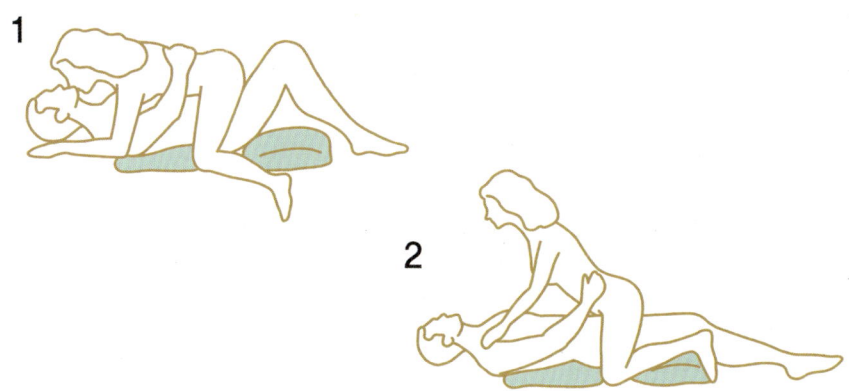

남편이 무릎을 세우고 누우면 아내는 남편의 골반 위에 양다리를 벌리고 앉는다. 아내는 앞으로 몸을 숙여 상체가 바닥과 수평이 되도록 하되, 양팔을 남편의 어깨 위나 옆에 두어 체중이 남편에게 실리지 않게 한다. 1의 자세에서 2의 자세로 변형시킬 수 있다.

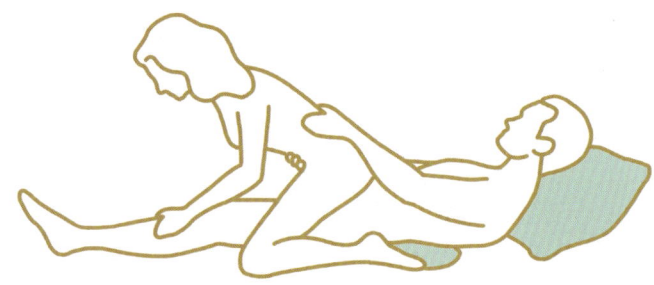

아내가 반듯하게 누운 남편의 위에 올라 뒤로 돌아 앉는다. 양손으로 남편의 다리를 붙들고 허리를 앞으로 비스듬하게 숙인 자세에서 아내가 능동적으로 엉덩이를 상하로 움직인다.

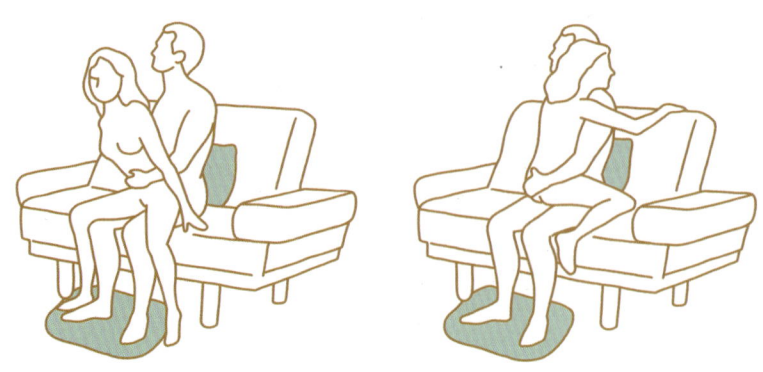

남편은 소파에 편안하게 앉는다. 허리에 무리가 가지 않도록 남편의 허리 뒤와 발 밑에 쿠션을 댄다. 아내는 남편 쪽에 등을 대고 남편의 허벅지 위에 걸터앉거나, 다리를 벌려 마주 보고 앉는다. 아내가 주도적으로 엉덩이를 상하로 움직인다.

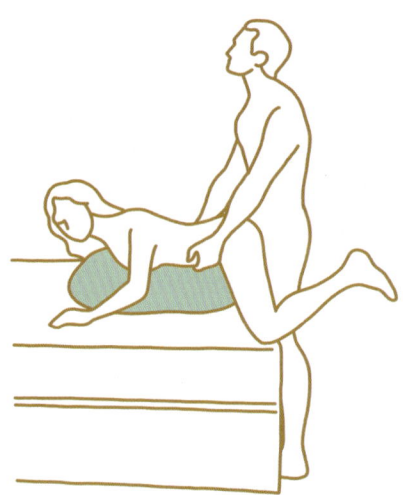

아내는 침대 끝에 엉덩이가 오도록 엎드린 다음 가슴 밑에 커다란 쿠션을 깔아놓는다. 남편은 서서 아내 엉덩이를 잡는다. 허리를 구부리지 않고 앞뒤로 피스톤 운동을 한다. 아내의 엉덩이 높이가 낮아서 남편이 자세를 잡기 어렵다면 더 높은 쿠션으로 높이를 맞추거나, 남편이 무릎을 조금 구부려 몸을 낮춘다. 이 체위는 남편이 허리병일 때는 물론 아내가 허리병일 때도 좋다.

허리병 환자들의 성생활 궁금증

 허리병으로 고생하는 사람들이 성생활을 꺼리는 것은 막연한 걱정과 두려움 때문이기도 하지만, 정보 부족과 잘못된 경험 탓이기도 하다. 허리병 환자가 성생활을 하면서 갖는 궁금증에 대해 알아보자.

수술 후 성생활은 언제부터?

 수술을 받은 환자들이 많이 하는 질문 가운데 하나는 성생활이 가능한 시기가 언제냐는 것이다.
 "통증이 남아 있는데 부부관계를 해도 될까요?"

"수술 후 상처가 아물지 않은 상태에서 성생활을 해도 괜찮을까요?"

"다른 사람보다 여러 마디를 수술했고, 척추에 삽입된 인공 보유물도 많은데 다른 사람처럼 해도 될까요?"

일반적으로 수술하고 한 달이 지나면 성생활을 해도 괜찮지만, 모든 사람에게 일률적으로 적용시키기는 어렵다. 수술의 정도와 개인의 회복 상태에 따라 성생활이 가능한 시기가 조금씩 달라지기 때문이다.

보행을 기준으로 했을 때

수술 종류에 상관없이 성생활이 가능한지를 스스로 판단해볼 수 있는 방법은 일단 가볍게 걸어보는 것이다. 수술 후 1.5~2km를 별 어려움 없이 통증을 느끼지 않고 계속 걸을 수 있다면 성생활을 해도 괜찮다.

최소 상처의 미세 수술을 받았다면

고주파수핵감압술이나 미세현미경수술을 받은 경우에는 퇴원 후 2~3주 안에 성생활을 할 수 있다.

단순 디스크 제거나 한 마디만 추체간유합술을 받았다면

이 정도의 수술은 중간 정도의 난이도에 해당된다. 퇴원 후 2~3주가 지나면 성생활이 가능하다.

뼈를 붙이는 큰 수술을 받았다면

두 마디 이상 추체간유합술을 받았거나 나사못으로 척추를 고정하는 수술을 받은 경우에는 퇴원 후 4~5주는 지나야 안전하게 성생활을 할 수 있다.

성생활로 통증이 더 심해진다면

허리가 아픈 상태, 특히 수술을 하여 허리가 약해진 상태에서는 안전한 체위로 부드럽게 성생활을 해도 통증이 생길 수 있다. 그래서 아예 성생활을 피한다고 하는 사람이 적지 않다. 하지만 그렇게 피하기만 해서는 부부관계나 허리 통증 악화 등 여러 문제가 더 복잡하게 꼬일 수 있다. 허리 통증이 생겼을 때에는 너무 두려워하지만 말고, 허리를 보호할 수 있는 방법을 찾아 편안한 성생활을 하도록 하자.

성생활 후 심한 요통이 생기면

성관계 도중이나 이후에 심한 요통이 발생했다면 일단 동작을 멈추고 안정을 취해야 한다. 그런 다음 허리에 뜨거운 핫팩을 대고 1시간 정도 누워 있는다. 일반적으로 이렇게 응급처치를 하면 통증이 가라앉는데, 척추 수술을 받고 치료 중인 환자라면 통증이 더 지속될 수 있다. 이럴 때는 병원에서 받아온 약을 먹고 허리에 파스를 붙이거나 젤을 바르면 통증 해소에 도움이 된다.

성생활 후 갑자기 다리가 저리거나 근육 경련이 생기면

이런 경우에는 배우자가 옆에서 다리를 주물러주거나 마사지를 해서 근육을 풀어준다. 이런 증상이 나타나는 이유는 혈액순환이 잘 안 되기 때문이다. 평소에 사우나나 찜질방을 이용해 몸을 따뜻하게 하고 스트레칭을 자주 하면 도움이 된다.

수술 후 예전 같지 않아 고민인 남성을 위하여

수술 후 예전처럼 발기가 안 되어 고민이라는 남성들이 있다. 사실 척추 수술로 발기 장애가 일어날 일은 거의 없다. 발기가 안 되어 고민하는 남성들은 대부분 수술이 아니라, 그로 인해 심리적으로 위축되었기 때문이다. 이런 때에는 혈관을 확장해주는 발기촉진제를 복용하면 도움이 된다.

발기촉진제는 원래 심장혈관이 막혀 생기는 협심증을 치료하기 위해 개발되었다. 그런데 예상치 못한 발기 효과가 나타나면서 지금은 발기부전 치료제로 더 많이 알려지게 되었다.

부록

무엇이든 물어보세요!
척추질환 Q&A

Q 작년에 디스크 수술을 받고 난 후 아직도 가끔 허리가 아파서 보조기를 사용하고 있습니다. 계속 사용해도 괜찮을까요?

A 척추는 뼈와 근육이 힘을 합쳐야 무리 없이 우리 몸을 지탱할 수 있습니다. 그런데 보조기를 남용하면 근육이 감당해야 할 것까지 뼈에 떠넘겨지게 되고, 그 결과 허리는 더욱 약해집니다. 그러므로 허리보조기는 정해진 착용 시기에만 사용하는 것이 좋습니다.

척추에 기구를 넣어 고정하는 등의 큰 수술을 받았다면 2~3개월, 그 밖에 간단한 수술을 받았다면 한 달만 착용해도 충분합니다. 이외에 갑자기 통증이 심해지거나, 무거운 물건을 들어 허리에 무리가 갔다 싶으면 3일 정도만 착용하는 게 좋습니다.

허리보조기가 통증을 덜어주고 심리적으로 안정감을 주는 효과도 있습니다만, 계속해서 보조기에 의지하면 디스크 치료로 약해진 척추가 더 약해질뿐더러 허리가 그대로 굳어져 만성 통증이 생길 수도 있습니다.

보조기를 착용할 때 바른 자세를 유지하면 허리가 약해지는 문제점을 극복하는 데 조금이나마 도움이 될 것입니다. 방법은 허리보조기 안에서 배에 힘을 꽉 주는 것이지요. 배의 압력이 허리를 지지하면 저절로 바른 자세가 유지됩니다.

바른 자세는 허리를 단련시키는 가장 좋은 훈련입니다. 이를 통해 보조기에 의지하는 것을 극복할 수 있을 것입니다.

Q 평소에 디스크가 있는데 임신을 했습니다. 임신 후 통증이 심해져 견디기 어려운데 아기에게 안 좋은 영향이 있을까봐 치료는 엄두도 못 내고 있습니다. 어떻게 하면 좋을까요?

A 임신을 하면 배가 앞으로 나오면서 허리가 뒤로 꺾이게 되므로 허리에 부담이 많아집니다. 따라서 디스크 질환이 있는 사람은 디스크가 더 많이 튀어나와 증상이 심해질 수 있습니다. 일단 허리에 무리가 가지 않도록 생활 자세를 조심해야 합니다. 임산부는 서 있을 때 허리에 무게가 많이 실리므로 가급적이면 오랫동안 서 있지 않도록 하고, 앉을 때에도 의자 끝에 걸터앉지 않도록 합니다.

허리 통증이 있을 때 가정에서 할 수 있는 방법으로는 따뜻한 찜질이 있습니다. 온찜질은 혈액순환을 원활하게 하고 근육을 튼튼하게 하여 요통을 완화시킵니다. 찜질 온도가 너무 높으면 태아 발달에 지장을 초래할 수 있으므로 임신 4개월 이후부터는 적당한 온도로 찜질을 합니다.

이렇게 했는데도 통증이 심해서 견딜 수 없으면 주저하지 말고 병원에 가서 치료를 받아야 합니다. 산모와 태아에게 어떠한 나쁜 영향도 끼치지 않고 치료할 수 있는 비수술적 요법들이 있으므로 걱정하지 않아도 됩니다. 물리치료로 통증을 덜 수도 있고, 증상이 더 심한 경우에는 고주파수핵감압술이나 내시경디스크절제술을 쓸 수 있습니다.

고주파수핵감압술은 어떠한 약물도 쓰지 않고, 고주파 바늘로 디스크를 지지기만 하는 치료법이므로 안심하고 받을 수 있습니다. 단, 연성 디스크인 경우에만 이 치료법을 사용할 수 있으므로 정확한 진단이 필요합니다. 또 내시경디스크절제술은 5mm 직경의 내시경 바늘로 수술하는데, 바늘이 들어가는 부분에만 국소마취를 하기 때문에 수술에 대한 부담이 거의 없어 임산부나 수유부의 치료에 사용할 수 있습니다.

Q 자주 목이 당기고 어깨가 결리는 증상이 있어서 목디스크가 아닌지 걱정입니다. 단순 근육통과 목디스크를 구분하는 방법이 있나요?

A 목디스크는 사전 증상이 없이 어느 순간 나타나는 일이 많으며, 증상도 어깨 결림이나 손과 팔저림 등 다른 부위에서 나타나는 경우가 많습니다. 또 목만 아픈 것이 아니라 어깨, 팔, 등까지 아프기 때문에 처음에는 목디스크인지 모르고 방치했다가 병이 심해지는 일이 많습니다. 목디스크는 조기에 발견하여 치료하면 간단한 비수술 요법으로 치료가 가능하고 완치율도 높습니다. 근육통과 목디스크를 구분하는 일반적인 요령은 이렇습니다.

첫째, 어깨를 전후좌우로 움직여봅니다. 이렇게 움직일 때와 움직이지 않을 때의 어깨 통증이 비슷하면 목디스크라고 보아야 합니다. 만약 목디스크가 아니라 어깨 관절에 문제가 있다면, 어깨를 움직일 때 통증이 더 심합니다.

둘째, 목의 통증과 함께 손목이나 손가락 통증이 있다면 목디스크일 가능성이 높습니다. 손목 신경이 주변 인대에 눌려 통증이 생기는 손목터널증후군은 목까지 아프지는 않습니다.

Q 요통이 있는데 어떤 신발이 좋을까요?

A 걸으면 척추에 충격이 전해지는데, 이 충격을 분산하고 흡수할 수 있는 신발이어야 합니다. 굽은 3~4cm 정도가 적당합니다. 요즘 여성들이 즐겨 신는 킬힐이나 웨지힐은 허리 근육을 경직시키고, 몸의 무게중심을 앞으로 쏠리게 하여 척추의 균형을 무너뜨리기 때문에 좋지 않습니다. 또한 납작한 플랫 슈즈나 스니커즈도 걸을 때 전해지는 충격을 완화해주지 못하고 발 안쪽의 아치를 낮아지게 하여 척추에 부담을 주므로 권하고 싶지 않습니다.

운동을 할 때에는 쿠션 기능이 중요한데 운동화가 너무 오래 되어 쿠션이 낮으면 고무의 탄성이 떨어져 제 기능을 하지 못하고, 반대로 쿠션이 너무 높으면 척추를 불안하게 하여 요통을 유발할 우려가 있으므로 쿠션이 적당한 신발을 고르는 것이 중요합니다. 걷기 운동을 할 때에는 신발의 골이 휘어지지 않고 직선으로 된 걷기 전용 신발을 신도록 합니다.

Q 허리가 안 좋은 사람은 바닥이 딱딱한 곳에서 자라는 얘기가 있는데, 정말로 그런가요?

A 그렇지 않습니다. 요즘 어르신들 사이에서 돌침대나 흙침대 같은 온돌 침대가 인기인데, 몸을 따뜻하게 해주는 온돌 기능이 있어 선호하는 듯합니다. 그러나 너무 딱딱한 침대에 누우면 등 부위가 잔뜩 긴

장하게 되고, 핏줄이나 신경이 척추에 눌리는 상태가 되어 좋지 않습니다. 척추는 본래의 S자 모양을 유지하는 것이 가장 좋은데, 딱딱한 침대에 누우면 S자 척추를 유지하기가 어렵습니다.

반대로 지나치게 푹신한 침대는 순간의 안락함을 줄 수는 있지만, 척추를 지지해주는 힘이 없다는 것이 문제입니다. 따라서 적당히 탄력 있는 침대를 사용하는 게 좋습니다. 이런 침대는 척추의 모양을 유지하면서 받쳐주기 때문에 허리와 등뼈에 무리가 가지 않습니다. 침대의 적당한 탄성은 바른 골격 형성에 도움을 주기 때문에 성장기의 아이들에게도 중요합니다.

Q 디스크가 있는 사람에게 좋은 운동은 무엇인가요? 특별히 피해야 하는 운동이 있나요?

A 일상생활을 할 수 없을 정도로 허리가 아프면 운동을 하지 않는 게 원칙입니다. 통증이 가라앉아 일상생활이 가능해지면 그때 서서히 운동을 시작합니다.

허리에 좋은 운동은 온몸을 골고루 사용하는 운동, 즉 허리의 유연성을 기르고 근력을 강화시키는 운동입니다. 여기에 해당하는 것이 맨손 보건체조, 자전거 타기, 수영 등입니다. 이중에서도 특히 수영은 체중 부담 없이 허리와 전신 근육을 단련시키고, 관절을 유연하게 만들 수 있어 좋습니다. 단, 허리를 많이 젖혀야 하는 접영은 피하도록 합니다.

골프, 테니스, 볼링 등 허리를 회전하는 동작이 많거나 몸의 한쪽만 써야 하는 운동은 허리에 무리가 가므로 피하는 것이 좋습니다.

골프가 다른 운동에 비해 허리에 부담을 많이 주는 것은 사실입니다. 스윙을 할 때 허리를 많이 돌리면 척추와 골반이 틀어질 수 있고, 좌우를 함께 사용하지 않고 한쪽으로만 운동하기 때문에 허리에 더욱 부담이 되지요.

하지만 자세를 바르게 하고 조심한다면 골프를 즐길 수 있습니다. 평소에 허리 근력과 유연성을 강화하고, 골프를 시작하기 전에 스트레칭으로 허리 근육을 충분히 풀어주면 됩니다. 준비 자세와 퍼팅을 할 때 무릎을 약간 구부려주면 허리에 훨씬 부담이 적게 갑니다. 스윙을 할 때에는 허리를 너무 비틀지 말고 팔과 손목으로 가볍게 하는 것이 좋고, 너무 강하게 스윙하지 않도록 합니다.

그러나 어떤 운동을 하든지 즐거운 마음으로 큰 부담을 주지 않는 선에서 한다면 도움이 될 수 있습니다. 승부욕이나 기분에 취해 몸에 무리가 갈 정도로 심하게 운동하지 않게 주의합니다.

Q 갑자기 허리 통증이 심해졌는데, 최근 살이 찐 것과 관련이 있을까요?

A 비만, 특히 복부 비만은 허리 통증과 밀접한 관련이 있습니다. 비만으로 복부에 지방이 쌓이면 그 무게를 견디기 위해 척추와 주변 근육에 더 많은 압력이 가해지고, 척추가 밑으로 더 많이 압착되는 현상이

일어나서 디스크가 삐져나올 수도 있습니다. 또 살이 쪄서 배가 나오면 중심을 잡기 위해 허리뼈가 밀려 척추의 균형이 무너지기도 합니다. 이처럼 비만은 허리디스크나 척추후만증 등을 가져와서 통증을 유발할 수 있습니다.

이런 경우에는 살만 빼도 통증이 거의 사라집니다. 요통 예방을 위해서라도 적당한 체중을 유지하는 것이 중요합니다.

Q 중학생 아들이 잠시도 반듯하게 앉아 있지를 못해요. 척추에 문제가 있는 것은 아닐까요?

A 요즘 청소년들은 오랜 좌식생활과 운동 부족으로 척추가 휘어져 있는 경우가 많습니다. 이렇게 척추가 휘어 있으면 반듯하게 앉아 있기가 어렵지요. 척추가 옆으로 휘어진 척추측만증은 평소에 자세를 반듯이 하고 교정 치료를 받으면, 나이가 들면서 좋아지는 경우가 많습니다.

유독 심하게 몸을 뒤척이는 학생들은 척추분리증을 의심해볼 수 있습니다. 척추분리증은 척추의 상하 연결 고리뼈가 붙어 있지 않고 서로 떨어진 상태로, 연결 고리뼈가 끊어져 있으니 척추가 흔들리고 불안정해서 같은 자세를 유지하기가 어렵습니다. 당연히 가만히 있지 못하고 끊임없이 자세를 바꾸게 되지요.

선천적인 척추분리증은 주로 10대에 처음 나타나지만, 모르고 지나치는 경우도 절반이 넘습니다. 통증이 심하지 않으면 굳이 수술을 권하지는 않습니다. 과격하지 않은 운동으로 허리를 비롯한 척추 근육을 단련시키면 척추가 튼튼하게 자리 잡는 데 도움이 됩니다.

Q 허리 통증이 있을 때 목욕물은 어떻게 하는 게 좋은가요?

A 허리가 아플 때는 허리만 집중적으로 찜질하는 것보다 몸 전체를 따뜻하게 해주는 것이 좋습니다. 그런 의미에서 목욕이나 온천을 즐기는 것은 통증 해소에 많은 도움이 됩니다. 혈액순환이 골고루 될 뿐 아니라 근육에 쌓인 피로물질을 배출해 근육을 균형 있게 풀어주기 때문입니다. 하지만 통증이 아주 심할 때는 목욕을 피하도록 합니다. 목욕을 해서 근육이 느슨해지면, 오히려 척추를 지탱하는 힘이 약해져 통증이 더 심해질 수 있습니다.

Q 수술 후 불편함(통증, 저림, 당김)은 언제까지 지속되나요?

A 수술 후 약 2~3개월이 지나면 70~80% 정도 증상이 완화되며, 길게는 약 6개월~1년까지 걸릴 수 있습니다. 수술 전 손상된 신경이 회복되는 과정에서 불편감이 있을 수는 있으나, 불편감이 심해지거나 지속된다면 병원에 내원하여 반드시 주치의와 상담합니다.

Q 결혼을 앞둔 예비 신랑입니다. 디스크 수술을 받아야 한다는데, 성관계를 못하게 될 수도 있지 않나요?

A 디스크 수술을 받았거나 요통이 있어도 성생활이 가능하니 걱정하지 않으셔도 됩니다. 성생활이 요통이나 디스크 질환을 악화시키지 않을까 두려워 치료를 기피하는 사람들이 있는데 이는 편견이고, 실제로는 디스크 수술을 받고도 성생활을 지속하는 부부들이 적지 않습니다.

성생활을 하면 우리 몸에서 엔도르핀과 에스트로겐 같은 호르몬이 분비되어 통증을 감소시킨다는 연구도 있습니다. 고정관념을 버리고 허리에 무리를 주지 않는 체위들을 응용한다면 얼마든지 수술 후에도 성생활을 할 수 있습니다.

Q 목디스크 수술이 필요하지만, 직장 일이 바빠서 시간을 내기가 어렵습니다. 치료 후 곧장 출근할 수 있을까요?

A 우리 병원을 찾는 목디스크 환자의 80~90%는 고주파수핵감압술이나 경막외신경성형술 같은 비수술 요법으로 치료합니다. 고주파수핵감압술은 20~30분, 경막외신경성형술은 20분 정도면 끝납니다.

비수술 치료는 극소 부위에 부분 마취만 하기 때문에 체력 부담 없이 시술을 받을 수 있고, 또 절개를 하지 않아 상처가 거의 없기 때문에 시술 당일 퇴원할 수 있습니다. 치료를 받고 나서 재발하지 않으려면 과로하거나 무리하게 힘을 써서는 안 되고, 바른 자세로 조심스럽게 지낼 필요가 있습니다.

다만, 디스크 파열 정도가 심하거나 제자리를 벗어난 디스크가 돌처럼 딱딱해진 상태라면 목디스크를 인공으로 교체하는 수술을 해야 하므로 치료 및 회복 기간이 더 많이 걸립니다.

Q 어머니께서 허리가 아파 제대로 펴지도 못하고 지내신 지 오래되었는데, 얼마 전부터는 걷기도 힘들다고 하십니다. 연세가 많으신데다 당뇨까지 있어서 수술이 부담스러운데, 어머니를 치료할 수 있는 방법은 없을까요?

A 허리보다 다리 통증이 더 심하고 걷기가 힘들다면 척추관협착증일 가능성이 많습니다. 고령 환자는 척추 수술을 하기가 좋지 않으므로 환자의 상태를 살피면서 다양한 비수술적 치료를 시행합니다. 신경성형술, 협착완화 풍선확장술, 고주파수핵감압술, 고주파내시경시술, 여러 주사 치료 등 비수술적 치료로도 통증을 완화시킬 수 있습니다.

대를 잇는 척추 병원에는
특별한 것이 있다

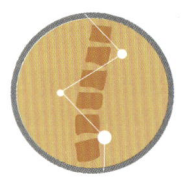